(Il y a des Exempl. de la feuille a où l'Épitre dédicatoire
manque et où l'Avertissement commence sur le verso
du titre, avec quelques différences dans les dernières
pages.)

DISSERTATION

PHYSICO-MÉDICALE

C'eſt la ſanté qui maintient les
diadêmes ſur la tête des Rois.

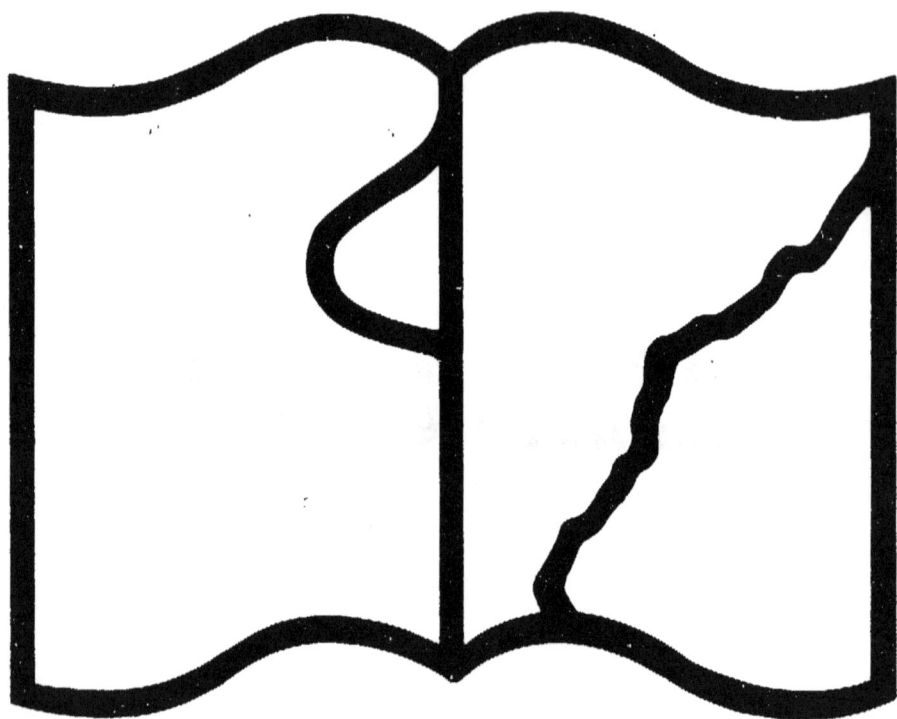

Texte détérioré — reliure défectueuse

NF Z 43-120-11

DISSERTATION

PHYSICO-MÉDICALE

Sur les causes de plusieurs Maladies dangereuses, & sur les propriétés d'une Liqueur purgative & vulnéraire, qui est une Pharmacopée presqu'universelle.

DEDIÉE

A S. Altesse Electorale & Royale

MADAME L'ELECTRICE DE BAVIERE.

Par CLAUDE CHEVALIER, *Conseiller-Médecin ordinaire du Roi, & des Cent Suisses de la Garde ordinaire du Corps de* S.A MAJESTE'.

Premier Médecin du Corps de S. A. E. & R.

MADAME L'ELECTRICE DE BAVIERE.

Vingt-quatre sols broché.

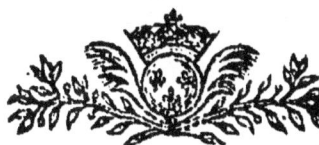

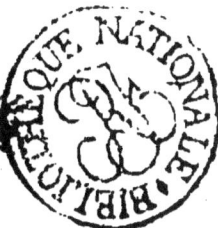

A PARIS,

Chez CLAUDE HERISSANT Fils, Libraire-Imprimeur, rue Notre-Dame, à la Croix d'or & aux trois Vertus.

M. DCC. LVIII.

AVEC PRIVILEGE DU ROI.

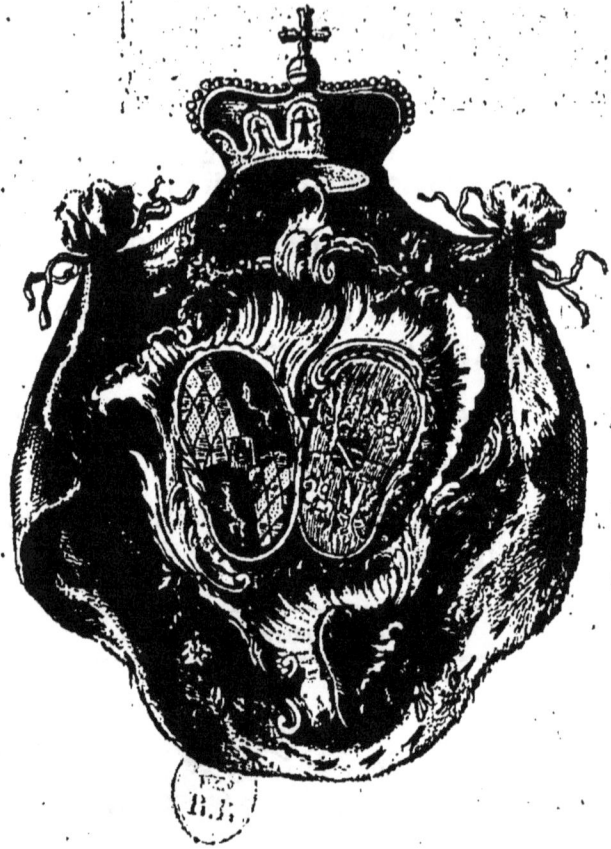

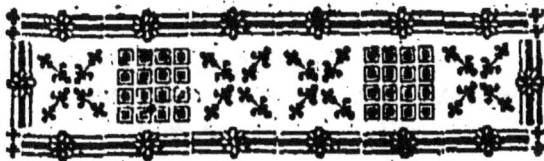

A

SON ALTESSE

ROYALE ET ELECTORALE

MADAME L'ELECTRICE

DE BAVIERE.

M<small>ADAME</small>,

Les entreprises les plus glorieuses veulent un objet légitime qui les soûtienne. Le Guerrier ne supporte les fatigues & les dangers de son état, que par l'espérance d'immortaliser son nom & sa valeur. L'éloquence est froide &

EPITRE.

stérile, quand elle est sans persuasion;
toutes les sciences, tous les talens sont
nuls; s'ils ne tendent à conserver les
hommes, à les servir, à épurer leurs
mœurs; & la Médecine n'est utile à
l'humanité qu'autant que sa pratique
surmonte les maladies & conserve la
santé. Ce but intéressant suffit pour
entretenir le Médecin dans une étude
& une recherche assidues de la Nature,
afin de pénétrer sans cesse dans ses
secrets merveilleux, apprendre d'elle
le genre des maux & des remèdes
propres à leur guérison. C'est un champ
immense & d'une culture laborieuse,
récompensée par les découvertes dont
la source est intarissable.

Je me serois borné à ce genre de
travail, & je n'aurois pas entrepris
de mettre au jour l'Analyse abrégée de
mes remèdes & de leurs vertus, leur
application par les cures qu'ils produisent dans les différens genres de
maladies, que je parcours avec quelque
digression anatomique pour les faire
mieux sentir, sur le lacis merveilleux
& incommensurable des diverses routes
& canaux que les remèdes doivent
parcourir dans l'individu qui en fait
usage, si mon point de vue n'avoit été
de présenter cet Ouvrage à VOTRE

ÉPITRE

ALTESSE ROYALE ET ÉLECTO-
RALE ; afin qu'il parut ensuite sous
les auspices respectables de sa protection. Elle a daigné me le permettre ,
& je suis trop pénétré de reconnoissance
pour me refuser à l'aveu public que je
fais d'attacher mon souverain bonheur
aux occasions de contribuer de quelque
chose au service d'une Souveraine dont
les traits & les vertus ravissent le
monde entier. L'éclat du Thrône où
elle est née , & de celui où elle est
assise, cede à celui de sa Personne ,
& dans l'extase où ces merveilles
jettent tous les esprits , leur éclat est
rehaussé par cette bonté qu'elle tient
de Dieu dont elle est l'image , &
qui rend sa grande ame attentive aux
besoins des malheureux de tous les
genres , sur-tout de ceux qui soûpirent
après la santé. Elle se dérobe , pour
ainsi dire , aux soins pénibles du Gou-
vernement qu'elle partage avec son
AUGUSTE ET ROYAL ÉPOUX , digne
objet de toutes ses complaisances, & le
premier admirateur de ses éminentes
qualités : elle descend jusqu'aux plus
misérables pour les secourir de plus
près , entrant dans des détails que ses
occupations & tout le faste d'une Cour
qui l'idolâtre rendroient inconciliables

a iv

EPITRE.

dans une SOUVERAINE moins sublime. Frappé de vous de Majesté & de Grandeur, je n'ai desiré des talens que pour les faire concourir à remplir des vûes si saintes, pour vous présenter, MADAME, ce tresor précieux découvert dans les secrets de la Médecine, capable de conserver sur la terre des Têtes couronnées comme la vôtre jusqu'aux termes de la vie les plus reculés. Je le dois par devoir & par reconnoissance en qualité de premier Médecin du Corps de VOTRE ALTESSE ROYALE ET ELECTORALE, & je m'en acquitterai toute ma vie par inclination: je chérirai à jamais la permission qu'elle m'a donnée de lui dédier cet Ouvrage, puisqu'elle me fournit l'occasion fortunée d'apprendre à l'Univers la profession religieuse que je fais d'être dans le plus profond respect, la soumission la plus parfaite, & le devouement le plus absolu.

MADAME,

DE VOTRE ALTESSE ROYALE
ET ELECTORALE

Le très-humble, très-obéïssant &
très-fidele Serviteur CHEVALIER.

AVERTISSEMENT.

MEs amis me follicitent depuis très-
long-temps de faire imprimer les propriétés
de mes remèdes, particuliérement celles de
ma Liqueur purgative & vulneraire qui est
un remède d'état qu'on ne peut trop prifer
pour tous les biens qu'il procure à l'humanité :
je leur ai toujours réfifté. Plus ils étoient à
portée de connoître les cures défefpérées
que j'ai tant de fois entreprifes & que j'entreprends tous les jours avec fuccès, plus ils
redoubloient leurs inftances, mais toujours
inutilement. Ce n'eft pas que je ne fou-
haitaffe ardemment de procurer au Genre
humain les fecours qu'il peut attendre de
mon application, de mes découvertes & de
mon expérience. Non, perfonne n'eft plus
fincèrement ami des hommes que je le fuis ;
je n'ai d'autre deffein que de leur être utile.
Mais fans ceffe occupé à foulager la multitude de ceux qui ont recours à moi, j'ai
cru ne devoir pas étendre mes vûës au delà
de cette fphère. Cette Capitale me paroiffoit
une carrière fuffifante à fournir, & affurément je m'y ferois borné ; mais les guérifons
que j'ai tant de fois opérées fur ceux qu'on
avoit abandonnés, ont porté au loin mon
nom & la réputation de mes remèdes.

Ce ne font plus feulement mes conci-
toyens qui reclament mon affiftance : grand
nombre de ceux qui avoient épuifé en vain
toutes les reffources de la Médecine, foit dans
les différentes Provinces de ce Royaume,
foit dans les pays étrangers, fe font adref-
fés à moi pour chercher du foulagement ;
& ils l'ont heureufement trouvé dans l'ef-

a v

ficacité de mes remèdes. A cet effet plusieurs
ont entrepris des voyages de long cours.
Que ne fait-on pas pour se procurer la santé,
même ceux qui la ménagent si peu quand
ils en jouissent? On a fait passer de mes
remèdes dans les contrées les plus éloignées:
toutes les quatre Parties du Monde en ont
ressenti les merveilleux effets dans les situa-
tions les plus déplorables.

Des voyageurs, avant de partir pour les
grandes Indes & pour d'autres régions, ne
manquent pas de s'en munir d'une bonne
provision, soit pour eux-mêmes en cas d'accident, soit pour ceux qui en pourroient avoir
besoin. L'homme prudent ne doit jamais
s'exposer au plus petit voyage, sans avoir
des préservatifs pour maintenir sa santé. Ceux
qui sçavent que ma Liqueur purgative &
vulnéraire est propre à produire beaucoup
d'autres sortes de guérisons que celles qu'ils
ont expérimentées ou dont ils ont été té-
moins, m'ont prié de leur en faire un petit
détail, & de leur apprendre en même tems
la manière de s'en servir dans les différentes
occasions; parce que la distance des lieux &
l'urgence des cas les mettent hors d'état de
me consulter chaque fois. Ils n'ont d'autre
but que d'éviter les maladies, & de faire
du bien dans tous les endroits où ils résident.
Ce dessein charitable & bienfaisant est trop
analogue à ma façon de penser, pour que
je puisse me refuser davantage à leurs de-
mandes: mais au-lieu de leur donner en particulier les conseils qui leur sont nécessaires,
& pour ne point perdre le tems à répéter
continuellement la même chose, je me suis
enfin décidé à les rendre publics à cause de
leur pressante sollicitation, & parce que je
suis certain de leur suffrage.

Ces personnes respectables (Médecins,
Chirurgiens, & autres, zélés pour le bien
public) par le moyen desquels je peux opérer,
comme j'ai déja fait, tant de guérisons dans
les pays les plus reculés, aussi-bien que dans
celui-ci, m'ont fait naître l'idée que je pourrois être reproduit, pour ainsi dire, dans tous
les coins du monde, & y répandre la fécondité & l'abondance en même tems que la
santé. Je dis la fécondité & l'abondance ; car
il est certain que les Monarques ne sont puissans & redoutables que par la multitude des
peuples qui défendent courageusement en
tems de guerre, le terrein qu'ils font valoir
en tems de paix. Or combien les différentes
maladies ausquelles les hommes sont sujets,
n'en font pas périr dans un âge peu avancé!
Combien de laboureurs & pauvres ouvriers
ne rendent-elles pas à charge à eux-mêmes
& à leur patrie ! De-là, la stérilité & l'affoiblissement d'un Etat. Ce seroit donc mettre
de grandes richesses dans un pays, que de
procurer la santé des citoyens. Voilà ce qui
arrivera infailliblement, à proportion que
les personnes qui m'ont engagé à écrire,
auront des imitateurs. Les Colonies pourront
se garantir des fâcheux accidens qui enlèvent
en peu de tems une si grande quantité de
Négres, & qui ruinent des plus belles plantations : le scorbut ne fera plus périr tant de
marins dans le trajet : les fièvres, les dissenteries & les autres maladies ne détruiront
plus les plus belles Armées. Par le moyen de
mes remèdes on pourra se soustraire facilement aux ravages épouvantables de la peste, de
la petite vérole, ou de quelqu'autre maladie
contagieuse & épidémique dont on puisse être
attaqué : en un mot, tout malade qui n'est
pas absolument sans ressource, en recevra

a vj

roue de faire de grands soulagemens & prefque toujours la santé qui en continue
l'usage.

C'est là le point de vuë agréable que j'ai
envisagé, quand dans les differens momens
que j'ai pû prendre sur mes occupations continuelles, j'ai composé le petit Ouvrage que
je présente aux amateurs de la santé qui me
le demandent depuis long-tems.

Il n'est guéres possible que dans un Ouvrage si souvent interrompu il ne se ren-
contre des redites & une grande négligence
dans le style que j'aurois pû corriger avec un
peu plus de loisir : mais j'espere que mes
Lecteurs & sur-tout mes malades ausquels je
donne non seulement le jour, mais souvent
encore une partie de la nuit pour les soulager dans leurs maux, voudront bien user
d'indulgence à cet égard. On voudra bien
faire grace à la forme en considération du
fonds. On estime l'arbre par les fruits, & non
par les feuilles. *Fructu, non foliis, arborem
æstima.*

Je commence par les prémunir contre
l'opposition que l'on a communément pour
les remédes universels. Je dis qu'il y a autant d'ignorance à les rejetter tous, que de
danger à se fier à tous. J'ose assurer qu'il
est très-peu de maladies qui ne soient occasionnées par les obstructions. Ces engorge-
mens funestes interrompent l'harmonie parfaite qui doit régner dans un tempérament
sain, & ce défaut d'union des parties produit
de proche en proche la désunion du tout. C'est
ce dont il sera aisé de se convaincre par
l'idée anatomique des fluides & des contenans, de la circulation & des sécrétions, que
j'ai tracée. Si donc il est possible de trouver
un spécifique qui dégorge les conduits &

les déterge, qui divise les matières glaireuses,
recuites & torifiées, qui les expulse promptement & sans irritation ; dès-lors on pourra
remédier à la plûpart des accidens qui sont
l'objet de la Médecine. L'application sérieuse
que j'ai donnée, soit à l'Anatomie pour découvrir la source fatale des maux qui affligent
l'humanité, soit à la Chymie pour décom-
poser les végétaux & les minéraux, & en
tirer les sels précieux, soit à la Botanique
à laquelle je me suis particulièrement attaché pour connoître les propriétés des simples ;
cette application, dis-je, jointe à mon expérience & à mes réflexions ; m'a fait parvenir à cette heureuse découverte. Ma Liqueur
purgative & vulnéraire, remède doux, simple
& savonneux de sa nature, soit qu'elle soit
prise en lavement, soit qu'elle le soit en
vomitif, s'insinue avec les sérosités du sang
dans tous les vaisseaux du moindre diamètre,
j'en donne la preuve anatomique ; & en s'in-
sinuant elle dégorge les embarras des glandes
en brisant les coagulations & les épaississemens
qui s'y sont formés ; elle débouche les vaisseaux sécrétoires obstrués ; en un mot elle
rétablit le merveilleux accord qui doit regner
dans le corps humain pour qu'il en résulte la
santé. Telle est la manière dont se sont
opérées tant de guérisons surprenantes.

J'entre ensuite en détail, & je discute suc-
cintement les différens maux, soit intérieurs,
soit extérieurs, dont j'ai délivré ceux qui se
sont adressés à moi. La première propriété
de ma Liqueur est de faciliter une douce &
prompte évacuation des humeurs morbifiques,
des glaires recuites, du sable & du grâvier
des reins, des vuidanges supprimées, du lait
répandu, &. Rien n'est plus admirable que
ses promptes effets dans une constipation

opipiatre , dans une inflammation du bas ventre, dans une indigestion , & particulièrement,
pour chasser les vers du corps. Ce dernier article est traité d'une manière intéressante. Mais
ce qui rend cette Liqueur purgative & vulnéraire plus estimable & infiniment plus précieuse
que l'or & les diamans , c'est qu'elle est souveraine dans les attaques d'apoplexie où on ne
peut prolonger les jours du malade, qu'en lui
procurant tout de suite de copieuses évacuations du haut & du bas. Personne n'ignore
que c'est là un accident très-ordinaire &
encore plus funeste. De quel prix n'est donc
pas un remède que l'on peut toujours porter
avec soi pour prévenir l'attaque au moindre
indice, & pour se tirer d'un pas si effrayant,
& échapper à une mort si subite qui fait périr
un si grand nombre de personnes ?

J'ai sçu donner encore à cette Liqueur
merveilleuse la vertu des plus puissans antidotes & des meilleurs vulnéraires : il n'est
point de poison qui puisse lui résister, si on
en fait usage à tems. Combien de personnes
& même de familles entières ne seroient
pas péries misérablement par le verd-de-
gris de leur batterie de cuisine & de leur
fontaine de cuivre, s'ils avoient pû prendre
à tems un contrepoison si efficace ? Elle est
d'une très-grande utilité à tous les ouvriers
qui sont sujets à la colique de plomb, à
ceux qui, travaillans dans certaines mines
respirent des vapeurs arsénicales, &c. Je
donne les moyens de s'en servir pour se défendre de la contagion dans un lieu qui en
est infecté, & pour guérir ceux qui en sont
attaqués. Je m'étends un peu plus sur ce qui
regarde la petite vérole. Il sera aisé de
juger par ce que j'en dis, quels sont les avantages qu'a sur toutes les autres ma méthode

de traiter cette maladie, & quels sont les
dangers de l'Inoculation. Je ne laisse rien
à desirer à ceux qui ont le malheur d'être
attaqués de la goutte ; & qui cherchent un
prompt soulagement. J'ai donné une application toute particulière à ce genre de maladie si cruel. Je délivrerai tout de suite ceux
qui souffrent les plus violentes douleurs, &
en diminuant chaque jour la cause de cette
affreuse maladie, je guérirai certainement ceux
qui s'adresseront à moi. C'est combler tous
leurs vœux en leur rendant un si grand
service.

Enfin ma Liqueur par sa vertu balsamique
& vulnéraire a guéri toutes sortes de blessures, les coups de feu, les couphres, les
meurtrissures, & généralement toutes sortes
de maux extérieurs des hommes & des animaux ; ce qui est d'une grande utilité pour
les gens de guerre. Le cavalier blessé & le
cheval sont guéris par le même remède.
Est-il rien de plus avantageux dans une armée
toujours exposée à de pareils accidens ? J'ai
travaillé en bon Citoyen pour le bien public ;
ceux qui le chériront autant que moi, doivent
faire une sérieuse attention à ce que j'écris.

Quoique mes remèdes soient parfaitement
bons, je ne prétends pas néanmoins garantir
que tous ceux qui s'en serviront se trouveront délivrés de leurs maladies ; car si les
humeurs par un trop long séjour sont devenues tellement âcres & corrosives, qu'elles
aient entièrement infecté quelque partie
noble, si elles l'ont pourrie & détruite
jusqu'au centre, alors il est certain qu'il n'y
a que l'Auteur suprême de la nature qui
puisse en créer une nouvelle, & rendre la
santé. Mais après des expériences continuelles de toute espèce, réitérées depuis si

cette précieuse liqueur qui est un des meilleurs remèdes qu'il soit possible d'avoir, apporte un prompt soulagement aux malades, & les guérit de même lorsqu'il y a encore quelque ressource.

Il ne faut pas s'étonner que dans plusieurs maladies invétérées où il y a des obstacles difficiles à surmonter, on soit forcé de faire un long usage de ce remède. Personne n'ignore qu'il y a des cas particuliers où les premières prises du meilleur remède trouvent de si grandes difficultés, qu'elles ne peuvent pas percer des amas énormes d'humeurs pétrifiées, ni déraciner sitôt les causes des maladies qui ont jetté de profondes racines. Dans un pareil cas il faut de nécessité continuer l'usage du remède, jusqu'à ce qu'on soit parfaitement rétabli. Et pour s'assurer de plus en plus sa guérison, il en faut faire usage de tems en tems, même après son parfait rétablissement.

Je pense avoir donné autant d'éclaircissement qu'il en faut sur l'usage & l'application de ce remède tant en topique qu'en le prenant & en le voiturant. Avec les instructions que mon Livre contient il n'est personne qui ne puisse rendre la santé à toutes sortes de malades, & guérir toutes sortes de blessures, pourvu que le sujet soit encore susceptible de guérison.

Le Ciel m'a fait naître avec un cœur compatissant facile à s'émouvoir sur l'état des misérables. Que ne puis-je soulager tous ceux qui souffrent sur la terre ? Pour y concourir autant qu'il est en moi, je ne refuse pas de donner mes remèdes à un prix fort modique, non seulement aux malades d'une fortune médiocre, mais encore aux âmes charitables qui

voudront secourir les pauvres dans les campagnes, dans les colonies & ailleurs. Tous les
hommes qui sont répandus par tout l'univers,
ne sont qu'une même famille ; & comme
ils sont tous freres étant sortis du même
pere, au lieu de se nuire, ils devroient au
contraire s'aimer & se secourir les uns & les
autres dans leurs besoins. On peut transporter
mes remedes par-tout : plus ils sont vieux,
meilleurs ils sont ; il faut seulement avoir
soin de les garantir de la gelée.

J'avertis que j'exigerai des riches à proportion
de leurs facultés. Il est bien naturel qu'ils
payent pour les pauvres, en faveur desquels je
prie instamment les personnes aisées de ne
plus abuser de ma confiance en se mettant au
nombre des nécessiteux, comme cela arrive
souvent, afin d'éviter le payement de leur
guérison. C'est frustrer les vrais pauvres de
ce qui leur est destiné ; c'est m'ôter les
moyens d'en soulager un plus grand nombre.

Si parmi toutes les cures singulieres qui
m'ont attiré la confiance des plus grands
Princes de l'Europe, parmi lesquels il y en
a plusieurs qui m'ont invité de me transporter à leur Cour, j'en rapporte une tout-
à-fait extraordinaire que j'ai heureusement
terminée par les ordres de SON ALTESSE
ELECTORALE ET ROYALE MADAME L'ELECTRI-
CE DE BAVIERE, & sous les yeux de MADAME
NOTRE AUGUSTE DAUPHINE, ce n'est que
pour faire honneur à la Religion de ces
AUGUSTES PRINCESSES, pour rendre le témoignage que je dois à leur charité, & à
leur commisération pour les malheureux.
D'ailleurs je pense que le détail que j'en
fais, fera plaisir aux curieux.

Quoique les instructions que mon Livre
renferme, suffisent pour diriger dans l'appli-

cation de mes remèdes selon les circonstances, cependant il n'est rien tel que l'œil du Médecin, autant que cela est possible. Aussi plusieurs personnes distinguées voudroient-elles toujours m'avoir auprès d'elles. Il n'est pas possible de me partager en tant d'endroits, ni même d'abandonner ma Maison. Tout ce que je puis faire pour les amis de la santé, c'est de leur donner un asyle chez moi dans une Maison située aux environs de Paris, où ils trouveront toutes les commodités de la vie, en même tems que tous les secours pour leur rétablissement. C'est par là que se termine le Volume que je consacre au bien être du public, avec d'autant plus de confiance, qu'il a mérité le suffrage des Souverains ausquels j'ai l'honneur d'appartenir. Les eaux sont d'autant plus pures, qu'on les puise plus près de la source. *Purius ex ipso fonte bibuntur aquæ.* Ceux qui viendront boire ces eaux vivifiantes dans ma Maison de Santé qui est à une lieuë & demie de Paris, environnée de plusieurs Maisons Royales, en éprouveront bien-tôt les effets salutaires qu'ils en attendent pour soulager leurs maux & détruire leurs infirmités. Par ce moyen il ne peut pas arriver de plus grand avantage aux amis de la santé, puisqu'ils sçavent où trouver des remèdes pour se guérir.

Ceux ausquels j'ai rendu la santé, ainsi que les voyageurs qui sont pour l'ordinaire exposés à mille dangers, ayant éprouvé les effets merveilleux d'un remède qui est doué des plus grandes vertus, peuvent aujourd'hui qu'ils sont instruits selon leurs désirs, prévenir beaucoup de maladies qui deviennent mortelles quand elles sont négligées. Ils guériront, pour ainsi dire, au moment toutes celles qui pourront leur arriver dans les voyages de long cours sur terre & sur mer.

Comparable à la rosée qui nous est envoyée
du ciel, & aux eaux qui fertilisent nos charmantes prairies qu'elles arrosent, cette Liqueur
précieuse procure sans cesse la santé par-tout où
on en fait usage. C'est pourquoi on m'a tant
sollicité afin que j'en fasse connoître toutes les
propriétés, au moyen de quoi on pourra avec le
secours du remède qui est le plus grand réson
qu'on puisse avoir, quand il détourne une maladie mortelle; se garantir des accidens qui
font périr tant de personnes.

Ayant donc maintenant satisfait au désir le
plus pressant de mes amis & à celui de mes
anciens malades qui sont dispersés dans différens Pays & dans plusieurs Cours, je souhaite
de tout mon cœur que mes remèdes puissent
les faire jouir de la plus parfaite santé; jusqu'au terme le plus reculé de la vie la plus
longue.

Nisi utile est quod facimus, stulta est gloria.
Phæd. fab. lib. 3.

Si ce que nous faisons n'est utile à la société,
c'est une folie que d'y chercher de la gloire.

Mon adreſſe eſt : A M. CHEVALIER,
Conſeiller-Médecin ordinaire du Roi, &
des Cents-Suiſſes de la Garde ordinaire
du Corps de SA MAJESTÉ.

Premier Médecin du Corps de S. A.
Electorale & Royale MADAME
L'ELECTRICE DE BAVIERE.

Rue de Bourbon Ville-Neuve à Paris.

On aura ſoin d'affranchir les Lettres.

Les 12 phioles de la Liqueur purgative
& vulnéraire valent 14 liv. 8 ſols.

Avec une ſeule Phiole ou avec la
moitié on termine dans beaucoup d'occaſions, certaines maladies, comme on
peut le voir à l'Article des vers, de l'indigeſtion, de l'apopléxie, &c.

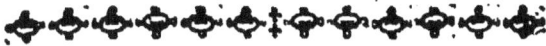

TABLE

Des Articles contenus dans cette Dissertation.

TABLE.

TABLE·

Sic homines docuit.

L'invention du Lavement eſt dû à la Cicogne. Elle remplit d'eau ſon bec qui lui ſert de ſeringue. Elle en fait uſage dans ſes beſoins. Elle injecte auſſi avec ſon bec de l'eau de la mer dans le der-riére de ſes petits, quand ils ſont incom-modés. C'eſt elle qui a enſeigné ce remède aux hommes.

Cet Oiſeau eſt aquatique : on l'ap-ptivoiſe aiſément. Il eſt pris chez plu-ſieurs Nations pour le ſymbole de la paix & de la reconnoiſſance.

Il dévore les ſerpens, & ſe nourrit de grenouilles & de pluſieurs autres inſectes.

LIQUEUR

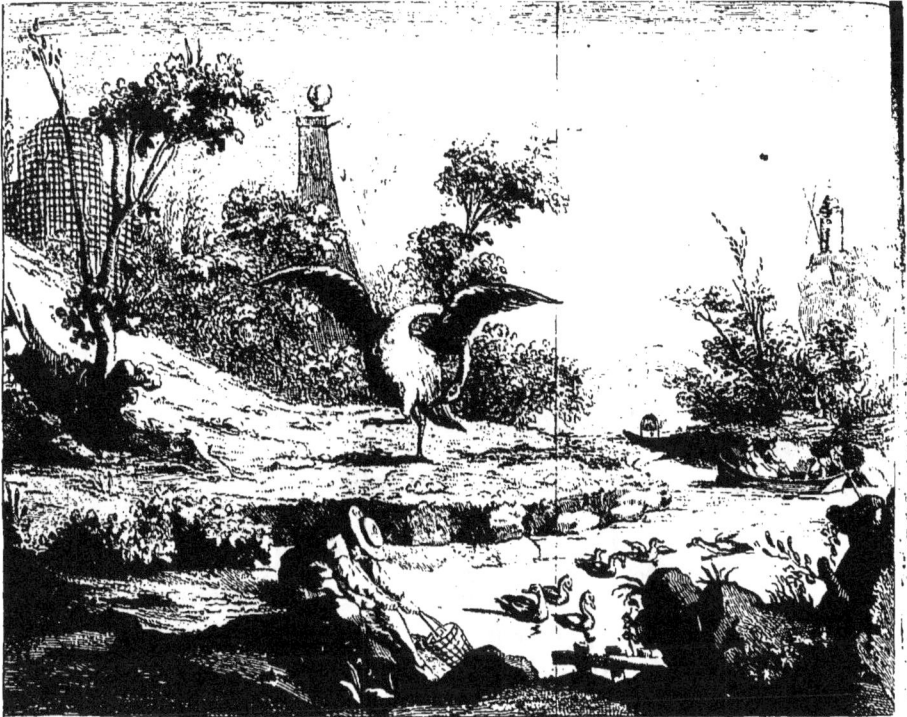

Chov...   Sie h...mi...es .,D......t...

LIQUEUR
PURGATIVE
ET
VULNÉRAIRE.

I.

Exposition de la nature du Remède.

LE s bons effets que produit un remède, sont le plus grand éloge qu'on puisse en faire. L'unique but d'un Médecin, lorsqu'il ordonne l'usage des lavemens, dans quelque maladie que ce soit, c'est de calmer, de rafraîchir, d'évacuer, ou de remettre les parties dans leur accord par l'usage de ces bains intérieurs & salutaires. Le remède que l'on propose ici, produit tout à la fois tous ces effets. Doux, simple & savonneux de sa

* A

naturé; fa liqueur eft purgative & vulnéraire ; il dégorge les conduits, les
déterge, en chaffe promptement les
matières glaireufes-recuites & torî-
fiées. Il eft fouverain dans les difpofi-
tions inflammatoires du bas-ventre, les
prévient, & même detruit prompté-
ment l'inflammation formée ; quelque
chaleur qu'il y ait dans les entrailles,
il s'infinue dans la matière morbifique,
& l'expulfe auffi-tôt. Il eft unique dans
fon genre, parce que la pratique enfeigne que dans ces circonftances le grand
feu des inteftins empêche l'effet des autres remèdes qui ne font que gliffer ;
de même que quand les corps graiffeux
& réfineux font enflammés, l'eau eft
fans action, & ne fait qu'irriter l'incendie au-lieu de l'appaifer. Le remède
dont il s'agit, s'infinue toujours puiffamment, & ce n'eft pas quand les humeurs font dans la plus grande fermentation qu'il produit les moindres effets,
foit comme lavement, foit comme vomitif.

I I.

Réflexions fur les remèdes généraux
relativement à celui-ci.

ON eft en garde depuis long-tems

contre ces remèdes univerſels que la
Médecine expérimentale propoſe quelquefois. L'abus que fait l'ignorance de
prétendus ſecrets que des Empyriques
ont découverts, eſt cauſe que l'on traduit ceux-ci aux yeux du Public entier
ſous un nom odieux, en ſorte que le
nom d'Empyrique & celui de Charlatan ſont aujourd'hui ſynonimes. Nous
n'examinons pas ici ſi l'on ne confond
pas quelquefois l'ignorance d'un Charlatan avec les méditations d'un Médecin conſommé dans la théorie de l'Ecole, dont on ne peut trop priſer les travaux, quand il régle ſes découvertes
pratiques ſur les principes admis & vérifiés par des cours laborieux d'Anatomie, de Chymie, & ſur-tout dans la
Botanique, dont les tréſors ſans prix ne
ſont pas à beaucoup près entièrement
découverts. Il ſuffit, par rapport à ce
remède, d'obſerver que comme lavement, ou comme vomitif, c'eſt un
ſpécifique. Il produit ſon effet particulier, & dès-là il eſt affranchi de la qualification de remède à tous maux, qualification équivoque, & dont on ſe défie
ſouvent avec raiſon. Le Médecin qui
fait uſage de celui-ci, peut être aſſuré

d'y trouver un des fecours le plus néceſ-
faire pour ſa cure ; je veux dire l'évacuation , à laquelle ce remède pris ou comme
lavement , ou comme vomitif, ſe réduit
ordinairement, Elle eſt toûjours ſalutaire
dans quelque nature de maladie que
ce ſoit , quand elle ne ſe fait point par
irritation ; & le remède qui la procure,
eſt plus ou moins avantageux ſelon la
certitude que le Médecin peut avoir de
ſes effets. A moins qu'on n'emploie celui-
ci ſur un ſujet *déſeſpéré* , *ruiné & tout*
à fait épuiſé dans le tempérament , il
ne manque jamais d'opérer d'une manière étonnante & favorable. Auſſi les
plus habiles Médecins & les Chirurgiens les plus accrédités qui connoiſſent ſes vertus par ſes bons effets ,
applaudiſſent les premiers au parti
pris de ne pas priver plus long-temps
le Public de la poſſeſſion d'un remède
dont le ſecours lui eſt auſſi avantageux.

Je ne prétends point nier qu'il y ait
des remèdes , ſinon univerſels , du moins
propres à la guériſon d'un grand nombre de maladies ; l'expérience m'a appris cette vérité. Mais l'art conſiſte ,
quand le remède eſt découvert , à ne
le laiſſer adminiſtrer que par un guide

sage & éclairé. Tout remède donné à
contre-temps , quelques vertus qui lui
soient propres , ne produit pas toûjours
les bons effets qu'on en attend ; &
sans doute que le vrai Médecin n'ad-
mettra jamais qu'il puisse y avoir des
remèdes indifférens. Ils sont tous bons
ou tous mauvais selon la sagesse de celui qui les dispense. Cette vérité n'a
pas besoin de démonstration , elle est
un lieu commun de la Médecine , &
rentre dans cette définition du Médecin : *Medicus est imitator & adjutor*
naturæ. Pour l'imiter & pour la secourir , il faut la connoître, ainsi que
la propriété des médicamens , & les espèces variées des maladies ausquelles ils
sont propres, & sur-tout saisir les momens où leur usage est nécessaire. La
perte de ces momens précieux , soit
qu'on prévienne ou qu'on diffère , est
souvent irréparable.

I I I.

Idée générale anatomique des fluides &
des vaisseaux contenans ; de la cir-
culation , & des sécrétions.

MON dessein n'est pas de disserter sur
ce dernier plan , qui conduiroit à un

Traité immenfe de pratiques, fi on épuiſoit les règles qui doivent y entrer : il s'agit uniquement des propriétés & des effets du remede en queſtion. Pour les faire entendre, je tire de mes cours d'Anatomie cette conféquence phyſique, que le corps humain, cette merveille entre les ouvrages du Créateur, eſt dans ſa totalité un amas innombrable & incommenſurable de vaiſſeaux qui portent du centre & rapportent de la circonférence le ſang, la lymphe & les eſprits pour la nourriture & le renouvellement de toutes les parties & des glandes multipliées, diſtribuées admirablement pour philtrer les humeurs & leur donner la dernière perfection; qui les rend analogues à chacune des parties qu'elles doivent entretenir dans l'état qui leur eſt propre. Les artères & les veines ſe chargent de porter dans ces glandes, qu'on peut regarder comme autant de laboratoires différens, le ſurplus du chyle qui ne ſert point à la nourriture & au renouvellement des parties. Là ſe façonnent les humeurs néceſſaires à la mobilité des yeux, à la ſenſation de l'ouïe, de l'odorat & du goût; & de-là auſſi ces écoulemens de larmes, de pituite &

d'autres superfluités des sécrétions qui
s'évacuent perpétuellement par les ouvertures des yeux, du nez, des oreilles, de la bouche, &c. Le moindre
séjour leur donne un épaississement qui
s'augmente à mesure de leur repos,
& qui les rend inutiles, même nuisibles à l'objet pour lequel, dans
le principe, ces liqueurs ont été formées.

Ces glandes & ces issues des principaux
organes, comme plus matérielles, sont
plus sensibles; mais elles sont innom-
brables dans le total de la machine,
tant pour les sécrétions intérieures qu'ex-
térieures. Il n'y a point de parties qui
n'ait besoin, pour sa santé, de ces vaisseaux sécrétoires de la liqueur propre
à son entretien. A juger du dedans par
le dehors, on ne peut prendre une plus
juste idée de cette multiplication presqu'immense, que par la peau, cette enveloppe de tout le corp, ce tissu de
fibres tendineuses, membraneuses,
nerveuses & vasculaires dont l'entre-
lassement merveilleux est difficile à
soumettre aux yeux. La peau est terminée dans sa surface externe par
les mamelons où aboutissent les filets
capillaires des nerfs cutanés, & les

interstices de ces mamelons sont dou-
blés par le corps réticulaire qui est un
crible ou réseau, de vaisseaux dont le
lacis est une continuation des artères
& des veines, vaisseaux d'un diamètre
imperceptible, & fort au-dessous de
celui du moindre cheveu, qui ne peuvent par conséquent donner passage
qu'à la portion séreuse du sang. Les
glandes miliaires garnissent la surface
interne de la peau, & leurs tuyaux excrétoires, sources de la sueur & de la
crasse, & d'autres matières grasses qui
fluent davantage en de certaines parties, s'ouvrent à la surface de la peau
à travers les mamelons. Tout cet appa-
reil est recouvert de l'épiderme adhérente aux mamelons cutanés, & davantage au corps réticulaire. Les pores
de l'épiderme sont les mêmes que ceux
de la peau, où même ils s'insinuent pour
achever les tuyaux excrétoires des glandes cutanées, & donner aux mamelons, organes du toucher, la facilité
de contribuer à cette évacuation universelle nommée transpiration insensi-
ble; & c'est la plus forte & la plus
abondante évacuation de toute la machine.

Cette idée anatomique de la peau

fait fentir combien d'iffuës étoient néceffaires pour évacuer les humeurs fu-
perflues, à mefure que le fang, les liqueurs & tous les fluides font promenés
dans toute l'habitude du corps, du centre à la circonférence, avec une rapidité prodigieufe, & cela dans un laby-
rinthe inextricable de canaux différens,
fi tenus qu'il en eft qui échappent au
Microfcope : tant il eft vrai que le
Créateur a mis des bornes fort étroites
aux découvertes qu'il a permifes à l'homme dans la nature & la méchanique de fes
ouvrages, de tous les genres, même de
ceux qui tombent le plus fous nos fens,
& que nous pouvons toucher & em-
braffer dans leur totalité !

Je dis une rapidité prodigieufe, en
ce que l'expérience enfeigne qu'en une
heure il coule à la naiffance de l'aorte
quatre mille onces de fang, ce qui
dans cet intervale multiplie jufqu'à dix
fois & plus le paffage de toute fa maffe.
J'ajoûte qu'elle eft néceffaire, puifque
c'eft cette étonnante vivacité de la circulation qui entretient la chaleur naturelle indifpenfable à la vie. Il faut
donc que les vaiffeaux propres à la
circulation foient entretenus dans leur
diamètre naturel, & que la liqueur

A v

elle-même ne perde rien du dégré de
fluidité qui lui eft propre , pour que
le fang ainfi porté par les artères du
centre à la circonférence, foit repris &
repompé par fes veines dans le même
dégré d'activité , afinsqu'il foit rapporté
de la circonférence au centre , & que
rien ne nuife aux fécrétions qui doivent s'opérer dans le chemin par le
moyen des vaiffeaux les plus déliés , &
par les émunctoires que la nature a
placées à l'extérieur , par les pores &
par les autres iffues , & dansd'intérieur
par les vifcères & les glandes deftinées
par l'Auteur de la nature à la préparation & à la féparation des liqueurs ,
chacune fuivant les différens ufages auxquels elles font propres.

§. IV.

Caufes générales des maladies.

Tant que l'harmonie fubfifte , & que
le dégré de viteffe s'entretient dans le
port & le rapport du fang ; en un mot
tant que les fécrétions ne font point
interrompues , la fanté fe foûtient , le
ton des parties n'eft point altéré , chacune prend la nourriture qui lui eft né-

ceſſaire pour ſa conſervation. Si ce merveilleux accord pouvoit toujours durer
dans le même état, il n'eſt pas douteux que
nos deſtinées ſeroient trop heureuſes en
ne connoiſſant pas les infirmités ; mais
par malheur il ne ſe dérange que trop
ſouvent par notre faute : & Socrate
avoit bien raiſon de dire : *Pourquoi*
demander aux Dieux ce qui dépend de
nous-mêmes ? En effet, la ſanté dépend
de nous dans beaucoup d'occaſions,
lorſque l'on ſe gouverne par les loix de
la prudence, & de la ſageſſe. On peut
même obſerver que les hommes exempts
de maladies ſont ceux pour l'ordinaire
dont l'exercice fait l'occupation, qui
vivent dans un air pur, ni trop vif, ni
trop épais, qui ne mangent que preſ-
ſés par la faim, dont les repas finiſſent
ſans prendre conſeil de leur appétit
qu'ils n'excitent jamais par les ragoûts,
& qui ne donnent aux autres beſoins
naturels que la même meſure réglée
par la ſobriété. S'il en eſt beaucoup de
ce nombre, pour moi j'en connois fort
peu ; ceux-là ſont amis de la ſanté : elle ne les quitte guères, & la
Médecine eſt pour eux un ſecours aſſez
ſuperflu : mais il n'en eſt preſque point
qui jouiſſent de ces avantages. Sans

A vj

compter l'intempérance, cette ennemie
familière du genre humain, une infinité
de vices locaux, soit de l'air, soit des
occupations, soit de l'inaction, est
pour la plûpart la source funeste d'un
grand nombre de maladies. Il n'est pas
possible de se reposer sur la seule nature du soin de réparer les différens désordres qui arrivent dans notre foible
individu : c'est bien elle qui répare,
mais elle veut être aidée dans une multitude de cas, & alors, quand le secours
lui vient à propos, & que le sujet est
capable de le recevoir, il n'est pas douteux que les désordres cessent, & que
les choses reprennent leur premier dégré de relation dans l'admirable méchanique d'un tout, divisé cependant
en une infinité de parties organiques
assujetties aux loix d'un mouvement ca-
dencé de répercussion qui annonce si
haut les merveilles & la toute-puissan-
ce du Maître de la nature.

V.

Objet de la Médecine.

CE qui constitue en ce cas le meilleur Médecin, c'est celui de qui le re-

mède est capable de réparer le plus sûrement & le plus promptement l'embarras qui dégrade l'ouvrage entier. Il
n'y a point de milieu, le défaut d'u-
nion des parties produit de proche en
proche la désunion du tout. Est-ce aux
spéculations stériles, ou à l'expérience
féconde, à procurer le rétablissement
du désordre arrivé ? Je m'explique :
tous ceux qui font leur capital de procurer à la nature humaine des secours
propres à ranimer la santé qui s'altère,
font dignes d'estime : je dis plus, on
ne s'en rend capable, qu'autant qu'on
est versé dans la connoissance anatomique. Mais ce n'est pas assez de vouloir entrer avec ardeur dans l'immense
carrière des sciences pour en approfondir
les mystères les plus secrets, il ne suffit
point de se mettre en état d'en reculer
les limites par de nouvelles découvertes utiles à la santé des hommes toujours environnée d'accidens mortels,
on ne peut la conserver que par la sagesse d'une bonne conduite.

Quand on veut se faire une réputation immortelle, il faut avoir l'intelligence de cette carte obscure du petit
monde, si difficile cependant à acque-
rir ; il faut pénétrer encore dans le

genie de chaque contrée, ſi l'on peut
parler ainſi, ſçavoir à quelles infirmités chacune eſt ſujette, & ſur-tout
connoître la propriété des remèdes que
l'on veut employer à leur cure. *Felix
qui potuit rerum cognoſcere cauſas.* Il
faut d'abord entrer dans le règne animal qui fait la pompe & les délices
de nos ſuperbes feſtins, décompoſer les
végétaux & les minéraux, tirer leurs
ſels alkalis, acides & neutres qui ſont
le divin baume de la nature, la riche
ſemence des métaux, l'ennemi de la
pourriture, & le ſymbole de l'éternité;
ne négliger la connoiſſance d'aucun
des ſimples; car il s'en faut beaucoup
que tout ſoit connu dans la Botanique:
& la plante qu'on foule aux pieds, &
que l'on paroît mépriſer le plus, faute
de la connoître, a des propriétés ſou-
veraines à de certains égards : tout
conſiſte à les découvrir pour en faire une
juſte application ; c'eſt ce qui caracté-
riſe le vrai Médecin, qu'on ne peut
manquer de reconnoître à ſon travail
& à ſes heureux ſuccès dans des guéri-
ſons difficiles & réitérées : *Hoc opus,
hic labor eſt.*

C'eſt ſur-tout dans l'étude opiniâtre
de cette dernière partie que la Méde-

cine , cet art divin , devient utile à
l'homme ; & ce feroit peut-être par
cette diftinction que l'on parviendroit
à concilier l'ancienne querelle en Médecine , des Dogmatiques divifés en tant
de fectes, & des Empyriques. Les premiers employoient toute leur vie dans
des fpéculations fouvent inutiles des
différentes parties du corps ; des qualités des remèdes connus, du nombre
& des genres multipliés des maladies ;
mais quant à leur cure ; ils n'avoient
pas toujours le même dégré de connoîffance fi effentiel au vrai Médecin. Les
derniers péchant par l'extrémité oppo-
fée donnoient tout à l'expérience ti-
rée de l'effet des remèdes ; & s'occu-
poient à en découvrir de nouveaux ,
fans s'appliquer ni à l'Anatomie, ni à
une multitude d'autres connoiffances
dont les Dogmatiques exigeoient avec
raifon que le Médecin fût inftruit. Nous
avons toutefois obligation aux deux
partis , fur-tout depuis que Celfe a
ouvert le moyen de concilier leurs opinions oppofées. L'Empyrique n'aura
qu'une connoîffance - pratique défec-
tueufe , tant qu'il ignorera ces fpéculations générales de la Médecine

qui la conftituent par excellence. Le
Dogmatique fera bien fçavant, fi l'on
veut, par de beaux raifonnemens
où l'efprit pour l'ordinaire eft employé
en pure perte, quand le malade périt
par fa faute, mais fort inutile à la fanté, tant qu'il n'aura que des idées va-
gues & chimériques, des moyens dont
il faut ufer pour guérir les malades.

En effet, celui qui fouffre & qui perd
la vie dans l'excès des tourmens, eft
bien peu touché de la Réthorique d'un
Docteur à fyftême, tout brillant de fçavoir, d'efprit & d'éloquence dans la
difpute ou dans fes écrits, dont la principale étude eft de fçavoir s'exprimer
avec élégance fur des chofes inutiles à
la fanté du malade réduit par fon ignorance à la dernière extrémité, & qui,
à le bien confidérer, ne s'attache en
tout qu'à charmer l'oreille par la beauté de l'expreffion, & la douce harmonie
d'un vain difcours, qui flatte inutilement
le malade d'un prochain rétabliffement
qu'il n'eft pas en état de lui procurer,
dès qu'il ignore la caufe du mal & les
remèdes pour le guérir.

Il faut donc fupprimer tout difcours
fuperflu, & s'attacher à fecourir fon

malade , plutôt que de perdre le tems
ſi précieux en pareil cas à débiter des
mots inutiles ; ce qu'Hypocrate blâme
dans ſon Traité de l'ancienne Médecine,
en diſant : *Si quis igitur de Medicinâ
loquatur, & audientium intelligentiam
atque animos ſermone non afficiat ; neque
ipſe etiam veritatis compos erit, & vana
ut plurimum loquetur.* C'eſt-à-dire , ſi
quelqu'un parle de la Médecine, & que
ſon diſcours ne ſoit pas à la portée de
tous ceux qui l'écoutent, il ne connoît pas lui-même la vérité , & il ne
dit ordinairement que des mots ; &
c'eſt ce qu'il faut éviter avec ſoin , à
l'imitation d'habiles gens qui parlent
peu & agiſſent promptement.

Afin de traiter les malades avec un
plus grand ſuccès, il faut que tout Médecin ſoit auſſi Anatomiſte. Sans l'Anatomie nous ignorerions encore aujour-
d'hui les loix de la circulation, fondement inébranlable de la Médecine.
Elle démontre que la ſanté dépend d'un
libre cours du ſang , des humeurs &
de la régularité des différentes excrétions. Tant qu'il eſt éxactement répandu dans toutes les parties du corps ,
les élémens dont il eſt compoſé, ſont

dans un mêlange convenable. Tout
ce qui tient lieu de la nature des récrémens, tout ce qui eft nuifible en quantité & en qualité, eft évacué par le
mouvement : en conféquence toutes les
fonctions animales fe font dans l'ordre
établi par le Créateur. Mais que les
émunctoires viennent à fe boucher tant
foit peu, (& par l'idée anatomique de
la peau qu'on vient de prendre, on a
vû combien dans l'homme ces fecours font multipliés) le fang perdra
bien-tôt fa pureté, & ceffera d'être lim-
pide & balfamique. Si la vélocité de
la circulation eft ralentie dans le dégré
qui lui convient felon les âges & les
fujets, il eft indubitable qu'il y aura
épaififfement dans tous les fluides ; le
fang entrera en ftagnation, & les obftructions, fources fatales de tant de
maux fi difficiles dans leurs cures, feront bien-tôt les fuites funeftes de ce
premier dérangement qui dégrade peu
à peu notre fragile individu jufqu'à fon
entière deftruction.

VI.

Application des propriétés du remède proposé.

IL faut donc convenir que le remède qui procurera avec le plus d'efficacité & de promptitude le rétablissement du cours des fluides ; qui dégorgera les embarras des glandes en brisant les coagulations & les épaississemens qui s'y feront formés ; qui pourra s'introduire avec les sérosités du sang dans les vaisseaux du moindre diamètre , & sur-tout à leurs orifices ; qui débouchera les vaisseaux sécrétoires obstrués , sera le meilleur des remèdes : parce que faisant cesser toutes ces causes , la santé reviendra aussi vigoureuse qu'auparavant. Quiconque est en état d'opérer ces merveilles , peut se flatter de pouvoir rendre heureux le sort des mortels en les faisant jouir d'une bonne santé.

Les Praticiens en général conviennent que les lotions font souveraines dans les cas d'une constipation opiniâtre , pour appaiser les douleurs des coliques , du calcul , des dyssenteries , des hémorroïdes ; pour opérer révulsion dans

la léthargie, l'apopléxie & les autres
affections soporeuses, foiblesses de
l'ouïe & des yeux ; dans les délires,
la frénésie, la fureur, les passions cau-
sées par les vices de l'utérus & son atonie ; pour hâter l'accouchement, faire
sortir les moles, rétablir le flux menstruel & hémorroïdal. Cette Liqueur
purgative & vulnéraire est admirable
par toutes les substances dont elle est
composée, dans toutes les maladies
chroniques produites par l'impureté
des liqueurs, la mauvaise disposition
des viscères, leur engorgement, la stagnation des humeurs, sur-tout la ca-
chexie, le scorbut, la maladie hypo-
condriaque. Elle fortifie le genre nerveux, puisqu'elle arrête, en évacuant,
les accès des fièvres intermittentes &
de toutes espèces : elle calme les attaques d'épilepsie & les convulsions, &
guérit radicalement, quand ces accidens
sont occasionnés par les vers. Elle est
souveraine dans les diarrhées & érosions
des intestins, les affections hystériques
& hypocondriaques, les maux de reins,
contre le sable & le gravier qui en pro-
cedent : elle prévient la formation de
la pierre, favorise la cure des humeurs
froides, des tranchées des femmes, des

vuidanges fupprimées, du lait répandu,
du lait engorgé des enfans, de la petite vérole. En un mot, cette Liqueur
bienfaifante eft un des plus grands remèdes qu'il foit jamais poffible d'avoir,
comme le prouvent les guérifons qu'elle
opère tous les jours.

Les mêmes Praticiens reconnoiffent
auffi qu'on peut par injection dans l'anus,
fuppléer la nourriture à ceux qui en
conféquence d'une déglutition détruite
ne mangent point. On donne des alimens liquides par cette méthode, &
l'ancienne Médecine comme la moderne font d'accord de cette nutrition. En
effet, l'Anatomie fait découvrir dans les
gros inteftins, des vaiffeaux lactés capables d'abforber la Liqueur injectée,
& de la conduire dans la maffe du
fang. Donnée à cette fin, elle refte
& ne fort plus. Sans recourir à l'Hif-
toire, d'après Celfe, Oribafe, Aëtius
& Avenzoar, on peut voir dans les
opérations de Chirurgie de Garengeot,
celle d'une femme qui vécut ainfi pendant quatorze jours, & recouvra par
ce moyen la faculté d'avaler qu'elle
avoit perdue. Des perfonnes actuellement vivantes ont expérimenté cette
reffource contre la faim. Que les lave-

mens, même les plus ordinaires, agissent
sur la circulation du sang & des humeurs : qu'ils soient propres à aider les
excrétions, & que leur vertu soit anti-
pasmodique éminente qui s'étend jufqu'aux parties les plus éloignées, c'est
ce que l'inspection du poulx détermine
sensiblement.

Les indications curatives qui condui-
sent le sage Médecin, se réduisent principalement à quatre ; attirer, évacuer,
fortifier & calmer. Il prépare les lavemens sur ce pied, de manière qu'ils
ramolliffent les excrémens endurcis,
qu'ils tempèrent les récrémens de mauvaise qualité, âcres, acides ou salés, qu'ils
évacuent ou qu'ils fortifient les fibres
languiffantes des inteftins, pour leur
rendre leur mouvement periftaltique,
ou qu'ils calment les fpafmes des membranes inteftinales, & relâchent les fibres trop tendues. Leur effet s'étend
même à d'autres parties attaquées d'a-
tonie, & leur vertu se communique
des inteftins, qui comme parties ner-
veufes, ont une correfpondance étroite
avec celles de la même nature dans des
régions éloignées ; s'infinue dans le fang
& dans la lymphe, comme Avicenne
l'attefte. L'Eau-de-vie ainfi injectée eny-

vre bien plus que prise par la bouche
en même quantité. L'effet des lavemens est même plus sensible dans les
intestins grêles attaqués de douleurs &
de contractions spasmodiques que par-
tout ailleurs ; parce que le colon (le
plus épais des gros intestins) embrasse
tous les grêles & les enveloppe ; en
sorte qu'un lavement émollient & pa-
régorique qu'on y injecte, affecte par
sa tiédeur bienfaisante les intestins grêles qui lui sont contigus ; sa vapeur
pénétrant par les pores de leurs membranes, leur communique les vertus
dont il est chargé.

Ce n'est pas moi qui attribue ces
grands effets au lavement ; ce sont les
Grecs, les Latins, les Arabes, & nos
plus grands Médecins. Pour s'en convaincre, on peut puiser dans les sources,
& consulter les Transactions philosophi-
ques de la Société Royale de Londres,
& les mélanges de l'Académie des Curieux de la Nature, Ouvrage moderne
très-répandu.

Mais si d'après ces opinions générales de la Médecine universelle, vous
passez à la composition de l'*Énema* chez
les Grecs, *Lotio* chez les Latins, &
Clystere parmi nous ; c'est une Pharma-

copée générale & absolue, variée à l'infini. Le but, c'est la guérison ; & tout
l'art confiste dans la découverte de la
maladie & du remède, quand la nature
feule ne le procure pas.

V I I.

Le lavement & le vomitif pénétrent
dans toute l'habitude du corps. l'reu-
ves anatomiques de cette vérité.

RIEN n'est plus vrai, que les effets du
lavement peuvent pénétrer dans toutes
les régions de l'individu ; & je foûtiens
avec raison que le vomitif produit aussi
le même effet. Pour le prouver, j'ai befoin de quelques réflexions anatomiques sur la structure & la difposition
des premiers intestins : & je ferai fom-
maire, eu égard à l'étenduë de ce fujet.

À commencer par l'estomac qui reçoit par l'œsophage les alimens, & les
garde comme un dépôt, plus ou moins
de temps selon leur confistence ou li-
quidité ; c'est-là l'officine de la digestion,
préparée par la mastication dans la bouche où les alimens font arrosés avec
abondance de la liqueur falivaire dont
les

fès canaux tapiffent l'intérieur de la bouche & de l'œfophage. Parvenus dans
l'eftomac, la digeftion fe pourfuit en
partie par la pénétration de la liqueur
gaftrique qui fuinte continuellement
de la tunique veloutée, & en partie
par le mouvement continuel de contraction & de relâchement de la tunique
charnue, aidée de l'action réciproque
du diaphragme & des mufcles du bas-
ventre. Quand, par ce mélange & cette
divifion, les alimens ont acquis la fluidité fuffifante, le pylore ou l'orifice inférieur de l'eftomac, qui jufque-là avoit
défendu le paffage aux alimens, eft déterminé par le mouvement periftaltique
ou vermiculaire des fibres orbiculaires,
à les laiffer couler dans le duodénum, regardé en Anatomie comme
le premier des inteftins grêles ; mais
que les plus appliqués à cette fcience
regardent avec raifon comme un fecond
eftomac, où les alimens digérés viennent recevoir la préparation qui leur
convient pour être convertis en chyle ;
il prend fa naiffance du pylore : les cour-
bures en arrière de haut en bas, enfuite vers le rein droit, & enfin par un
contour léger en devant, lui fourniffent une cavité qui facilite le féjour

des alimens. Il eſt dans ce trajet ſoû-
tenu & fortement attaché, comme dans
un étui, par des replis du péritoine, &
une duplicature tranſverſale donnant
l'origine au méſocolon, qui n'eſt qu'une
prolongation du duodénum. Des quatre tuniques qui le compoſent, comme les autres inteſtins, la premiére a
une garniture celluleuſe, plus conſidé-
rable que les autres ; la muſculeuſe
eſt plus épaiſſe. La nerveuſe & la veloutée forment au dedans de cet inteſtin un très-grand nombre de dupli-
catures qui s'avancent plus ou moins
directement dans la cavité, comme des
bandes circulaires ; ce ſont les valvules
connivantes. La veloutée dans cette
partie, eſt une ſubſtance fongueuſe &
grenue, compoſée d'un amas infini de
mamelons diverſement figurés où l'on
remarque des points enfoncés, ou pores dont toute leur ſurface eſt percée.
Ce tiſſu ſoûtient un amas de vaiſſeaux
capillaires, les uns ſanguins, les autres ſont les racines des veines lactées :
il ſuinte des pores des mamelons une
liqueur mucilagineuſe qui arroſe continuellement la cavité de l'inteſtin, dont
l'orifice vers le pylore eſt garni de
beaucoup de grains glanduleux ; ils de-

viennent plus rares, & prefque folitai-
res à l'autre extrémité : ils fourniffent
une humeur vifqueufe. Au bas de la premiére courbure de l'inteftin, on trouve
l'orifice du conduit biliaire & celle du
conduit pancréatique. L'épanchement
de la bile & du pancréas ne fe fait
point dans l'eftomac, c'eft la derniére
préparation du chyle réfervée pour le
duodénum.

On conçoit par cet artifice admirable de la compofition du duodénum,
à quoi eft déterminé fon ufage. Quand
par le féjour des alimens digérés; le
chyle eft fuffifamment préparé, la maffe
totale coule du duodénum dans le jéjunum; & de-là dans l'iléum. La ftruc-
ture de celui-ci eft remplie de glandes
ou lacunes des grapes glanduleufes ou
glandes réticulaires, fur-tout à fon extrémité. L'iléum eft le dernier des inteftins grêles, à l'endroit où il eft comme
implanté dans l'ouverture du repli fait
à l'union du colon au cœcum, qui
avec le rectum forment les trois gros
inteftins, affujettis dans leur contour
par le méfocolon, comme les inteftins grêles le font par le méfentère.
L'un & l'autre font une lame membra-

ñeuse du péritoine, qui forment ensemble un rouleau spiral. Par ces attaches, les intestins sont doucement retenus dans leurs révolutions & contours.

Une plus ample exposition anatomique seroit inutile à mon sujet ; il suffit qu'on ait compris à peu près la méchanique de l'estomac, du duodénum, du jéjunum, de l'iléum, & en général des gros intestins colon, cœcum, qui forment aussi des circonvolutions, n'y ayant que le seul rectum qui, vû par devant, paroît décrire une ligne droite ; pour déterminer en soi l'idée de la digestion dans l'estomac, de la chylification dans le duodénum ; dont par les communications on conçoit que les alimens qui entrent par la bouche, ont une extrême facilité de s'insinuer de l'un dans l'autre de ces réservoirs. Les gardes placés aux orifices du pylore & autres, en descendant & en suivant la route du canal intestinal, ont plutôt la faculté des sphincters pour s'opposer au retour des matières une fois engagées dans ces conduits, qu'ils n'ont de puissance pour leur en interdire l'entrée. Afin de remplir mon objet, il me reste à expliquer en deux mots comment s'opère la séparation du chyle,

cette liqueur douce, vifqueufe & onç.
tueufe du marc des alimens.

On a vû que la conjeftion du pancréas & de la bile fe fait dans le duodénum ; & il eft certain que par tout
où il y a du velouté dans les inteftins ,
il y a des glandes & des vaiffeaux lactés. Le duodénum comme le jéjunum &
l'iléum en ont. Ce font des conduits
qui portent le chyle aux orifices des
vaiffeaux lactés , & l'y font entrer ; &
ce velouté n'eft qu'un amas innombrable de filamens creux , entrelaffés les
uns dans les autres, qui font l'origine
des vaiffeaux lactés. Cette membrans
veloutée des inteftins ne peut être &
n'eft pas purement paffive , elle eft
nourrie & entretenue par le fang & le
fuc nerveux : & dès-là fes ouvertures
peuvent pécher par le relâchement , le
trop d'ouverture & de contraction ;
de même que le chyle , malgré fa nature douce & bénigne , eft facile à
s'aigrir , tenant, comme il fait, de la
nature des émulfions.

Or le velouté eft fufceptible d'une
grande contraction ; il eft dans les inteftins grêles fur-tout, le couloir univerfel de toutes les liqueurs qui paf-
fent des premiéres voies dans le fang ;

il importe donc infiniment qu'il foit
bien conftitué. Si les orifices font trop
ouverts, la lie du chyle paffe dans le
fang ; s'ils font trop refferrés ; il ne
s'y introduit point de parties nourri-
cicres. Il faut donc que les orifices
des vaiffeaux lactés & des filets velou-
tés, foient libres & ouverts, & non
enduits de mucofités qui les obftruent.
Ces accidens n'arrivent pas, tant que
la bile & le pancréas coulent dans les
inteftins ; leur mêlange produit une
liqueur favonnetife & déterfive, qui travaille fans ceffe à débarraffer le velouté
du mucilage épais qui l'enveloppe. Ce
qui s'eft commencé dans les inteftins
grêles fur la féparation du chyle du
marc des alimens digérés, s'acheve
dans les gros inteftins.

Le chyle une fois introduit dans les
vaiffeaux lactés, ceux-ci le tranfmet-
tent aux glandes méfentériques dif-
perfées d'efpace en efpace dans l'épaif-
feur du tiffu cellulaire ; elles font du
genre conglobé. Ces glandes fe com-
muniquent la liqueur les unes aux
autres par une infinité de vaiffeaux
fins & tranfparens comme par autant
de cafcades. Ils font garnis de valvules,
qui paroiffent en dehors comme de

petits nœuds poſés fort près les uns des
autres ; ils ſortent des glandes par
ramifications , & ayant formé un petit tronc , ils ſe diviſent encore pour
entrer dans une glande voiſine. Ce
ſont des vaiſſeaux chylifères ou veines
lactées, parce qu'à la manière des veines, ils ont des valvules , & vont par
dégrés , d'étroits qu'ils ſont , en des
tuyaux plus conſiderables. Il y auroit
ici des choſes merveilleuſes à tracer ſur
l'œconomie de la Nature dans les réſer-
voirs & les routes qu'elle a preſcrites
pour conſerver le chyle & le porter à
ſa deſtination. Il ſuffira d'obſerver que
les veines lactées , après le trajet de
leurs ramifications , ſe diſtribuent également dans l'étenduë du méſentère
juſques vers ſa naiſſance , ou attache
aux vertèbres du dos, elles ſe com-
muniquent par des anoſtomoſes fréquentes , diminuent en nombre , augmentent en groſſeur , & ſe terminent
vers l'attache du méſocolon par des
troncs communs où aboutiſſent des vaiſ-
ſaux lymphatiques , des glandes lom-
baires & autres. Ces veines s'avancent
ſur le corps de l'aorte inférieure, aboutiſſent & ſe déchargent dans le réſer-
voir de pecquet , entre les extrémités

du muscle inférieur du diaphragme ;
d'où il est repris au bas & autour de
sa portion inférieure par les derniéres
veines lactées, qui s'inférent les unes à
côté des autres derriére l'aorte. La portion supérieure de ce canal se rétrécit
entre l'aorte & la veine azigos , monte, dans la poitrine, où il est nommé
canal torachique , monte encore der-
riere la veine sou-claviere gauche , où
il se termine ordinairement par plusieurs branches réunies , & s'ouvre dans
la partie postérieure de la veine sou-
claviere attenant le côté externe de la
jugulaire interne. L'art de sa composition & la délicatesse de ses ressorts pour
empêcher le sang de se glisser en même tems qu'il se décharge dans cette
veine, sont merveilleux.

Cette description me rendra plus in-
telligible sur l'effet de mon remède
donné comme vomitif, en même tems
que par ce peu de mots on saisit
une idée claire , je pense de la chylification & de sa route , dont la découverte a causé tant de veilles , de sueurs
& de fatigues aux plus appliqués des
Anatomistes. Pour suivre mon sujet,
le vomitif en question opère bien dans
l'estomac, mais il ne revient pas tout

avec les matières qu'il rapporte. Plus
on le garde dans l'eſtomac avant les
nauſées, & plus ſes parties ſubtiles &
les plus efficaces s'inſinuent & tranſ-
pirent par le pylore. Tout ce qui a dou-
blé une fois ce paſſage, ne revient plus,
& ſe trouve forcé de ſuivre tout le
trajet du canal inteſtinal. Plus les parties ſont analogues au chyle confus
dans les inteſtins grêles, plus auſſi eſt-
il pompé par le velouté de ces inteſtins : & s'il eſt capable de ſéparer les
parties obſtructives, d'accélérer leurs
cours, de briſer les parties agglutinées,
de nettoyer & de dégager les orifices de
tous les vaiſſeaux ; il eſt certain qu'il produira des effets merveilleux dans toute
l'habitude de l'œconomie animale. Les
mucoſités, les obſtructions, & ſur-tout
l'épaiſiſſement des liqueurs, ſont les principales, pour ne pas dire, les cauſes les
plus fréquentes de tous les ravages qui
arrivent dans le corps humain. Le déſor-
dre effraye le malade, & quelquefois
le Médecin, par les accidens qu'ils font
naître, quand (ce qui n'arrive que
trop par ces ſeules cauſes) le ſang ſe
trouve en ſtagnation, & que des conduits deſtinés à faire circuler les eſprits

B v

animaux, se chargent du sang ou de la lymphe.

VIII.

Effets fâcheux des vices des digestions.
Propriétés du remède contre cet
inconvénient.

LEs premiers désordres naissent ordinairement de l'irrégularité des digestions de l'estomac & du duodénum.
Le premier effet du remède en question
est d'en faire couler le menstrue propre à ces deux capacités , & qu'elles
resserrent dans leur cavités réciproques.
Mais comme le duodénum a des vaisseaux qui lui apportent le suc bilieux
de la vésicule du fiel & des conduits
biliaires du foie, & la lymphe abondante & dissolvante de la glande pancréatique qui se réunissent pour tomber goutte à goutte sur la masse du
chyle qui est au dessous , ces sucs forment un menstrue efficace , un baume
admirable par la nature alkaline & sulphureuse de la bile spiritueuse & légère du pancréas.

C'est aussi par l'intelligence admirable qui régne dans la structure du

duodénum, qu'il eſt ſujet à des altéra-
rations, ſoit par la qualité des diſſol-
vans qui s'y rendent, ſoit par le relâchement ou l'atonie de ſes parties.
Quand cela arrive il en réſulte des mâ-
ladies fort opiniârres & très-dangereu-
ſes ; car je ne conñois point de cauſes
matérielles des maladies dans les humeurs, tant qu'elles circulent librement
& réguliérement, elles ne peuvent ſe
corrompre au point que leur diſpoſi-
tion naturelle ſoit altérée, qu'il n'y ait
auparavant repos & ſtagnation ; les
capacités qui ont une courbure comme
l'eſtomac & le duodénum, y ſont plus
ſujettes. Dans cette courbure, la nature
des alimens s'altère & ſe déprave par
la ſeule ſtagnation, & auſſi par le mêlange avec d'autres ſubſtances hétérogènes : la bile, par le repos & la ſtagnation, devient virulente & maligne.
Auſſi Hypocrate a-t-il obſervé, (& il
eſt encore le premier & le plus admirable de tous les Médecins en fait d'obſervations) que quand la bile ſéjourne
long-tems, qu'elle s'exalte, qu'elle eſt
crue, non mêlangée, inrempérante,
ſon âcreté & ſon acrimonie donnent
des fièvres, des phrénéſies, des tiraille-
mens d'entrailles ; & il ne faut point

espérer que ces symptômes cessent, que
cette humeur ne soit expulsée, adoucie
& mêlée avec d'autres. Or si cette humeur survient dans le duodénum quand
son ton & son mouvement péristalti-
que sont un peu troublés, il se fait un
amas de bile dans sa cavité qui mettra l'intestin dans un distension surpre-
nante ; & c'est-là une source de maladies fréquentes & journalières, parce
que ses tuniques sont douées d'un sentiment très-exquis. Les branches nerveuses du plexus mésentérique sont aussi
distendues, les vaisseaux sanguins com-
primés, & il se fait une congestion
de sang aux environs du tronc de la
veine porte & du commencement de
l'artère mézèraïque. Un seul accès de
colère peut produire ces désordres, qui
augmentent encore par l'énorme amas
de remèdes de toute espèce qui sont
prodigués pour une cure si difficile, &
qui ne font qu'irriter le mal. Rendez
le ton à la partie, faites couler la bile, tout est réparé. L'expérience a prouvé, & prouve tous les jours que mon
remède, comme vomitif, procure ces
grands avantages.

Après avoir expliqué l'effet que peuvent produire les lavemens & les vo-

mitifs, & le nombre infini de maladies de tous les genres, même les plus
opposées dans leurs effets, quoique souvent elles aient le même principe &
qu'elles aient pris naissance dans la pé-
pinière des maladies, dont le duodénum
& le mésentère sont assez souvent le
siége ; il ne me reste plus qu'à enseigner
l'usage de mon remède, soit comme
lavement, soit comme vomitif.

I X.

Usage & manière de se servir du remède comme lavement.

CHaque phiole contient deux lavemens, dont la Liqueur pèse douze à
seize gros ; & la phiole à peu-près
autant. Remuez bien la phiole avant
d'en introduire la Liqueur dans la se-
ringue remplie d'eau chaude, où vous
la mêlerez facilement. Gardez le lavement cinq ou six minutes seulement ; &
le rendez après ce temps dès qu'il voudra sortir. Toutes les fois que la réitération sera nécessaire, on peut en prendre jusqu'à quatre dans un jour d'heure
en heure, quand le mal est bien pressant, sinon de trois heures en trois

h ures. Dans une maladie ordinaire ;
on fe contentera d'en prendre un le matin, & l'autre le foir.

Remarque effentielle dans l'ufage de ce remède.

On obfervera de prendre toujours
un lavement d'eau fimple, après avoir
rendu le lavement purgatif. Vous verrez de nouveaux effets à chaque remède , fur-tout dans une conftipation
opiniâtre, où les excrémens font dur-
cis , & pour ainfi dire calcinés , ou
quand depuis long-tems, des glaires fe
font attachées & rendues adhérentes aux
parois des gros inteftins : les derniers
remèdes pénétrant de plus en plus , ache-
vent d'emporter celles de ces glaires
que les premiers n'ont fait qu'ébranler.
S'il y a cuiffon au paffage , elle ne fera
pas produite par le remède , mais par
l'âcreté de la bile agglutinée , des glaires
recuites & adhérentes. Dans ces cas ,
faites fuivre le remède rendu d'un autre
remède d'eau fimple, qu'on peut même,
quand ce dernier ne fuffit pas , réitérer
une feconde & une troifième fois, pour
mieux délayer , par un grand lavage ,
l'acrimonie des humeurs qui corrodent

les endroits où elles séjournent ; & les glaires qui ont de la peine à se détacher. Par cette réitération, les douleurs se dissiperont à l'instant.

Cette pratique ne nuira jamais dans aucun cas ; & au contraire elle sera toujours bienfaisante, si on est exact à la suivre. Il faut donc absolument faire attention à ce que j'enseigne, si l'on veut ressentir promptement tous les bons effets de cette Liqueur purgative & vulnéraire.

Dôse du remède pour chaque tempérament.

Dans un danger évident , si la moitié de la phiole ne produit pas un prompt soulagement , vous prendrez les trois quarts , même la phiole entière successivement d'heure en heure ; c'est-à-dire en commençant toujours par le tiers de la phiole , si on a le tempérament foible ; & par la moitié , si on a le tempérament bon , venant ensuite au trois quarts, puis au total de la phiole pour un seul lavement , si le malade a un tempérament robuste , & des accidens difficiles à surmonter.

Si, contre toute attente, ces remèdes ainsi administrés n'agissoient pas assez ;

& fi cette, dôfe ne produifoit aucun effet fenfible par les felles, les urines,
ou la tranfpiration, alors il y a tout
lieu de croire que le malade eft dans un
danger, évident de périr, & qu'aucun
autre remède ne pourra plus le foulager, fi celui-ci n'opère pas. Dans une
pareille extrémité, on ne rifque rien
de tenter encore la guérifon par un autre lavement, fi le malade eft abandonné.

Il faut cependant obferver qu'il y a
des circonftances où cette Liqueur,quoi-
que très-active, & fort pénétrante de
fa nature, ne laiffe pas que d'agir avec
beaucoup de force, lors même qu'on
n'en voit point de très-prompts effets.
Il eft certain qu'il y a des amas d'humeurs fi compacts, & quelquefois fi
durs & fi calcinés, du fable & du gravier fi difficiles à pénétrer, qu'il faut
du tems, & quelquefois plufieurs jours
pour en éprouver les bons effets ; &
cette Liqueur, en s'infinuant peu-à peu
dans les pores des corps étrangers
qu'elle doit divifer, ainfi que l'eau qui
s'introduit dans ceux du fucre & de
tous les fels après les avoir pénétrés
par la réitération, elle produira à la
fin l'effet d'un coin qui eft pouffé dans

le bois, elle écartera & divisera tout ce
qui s'oppose à son passage, & après avoir
ouvert toutes les voies, elle redonnera
le mouvement aux fluides arrêtés, qui est
absolument nécessaire pour l'entretien
de la vie.

Pour les Enfans.

L'usage de ce remède pour les enfans, en suivant son augmentation dans
la même proportion, sera d'un quart de
la phiole pour ceux depuis deux ans
& au-dessous jusqu'à sept; & d'un tiers
depuis sept jusqu'à douze. A cet âge,
quand l'enfant est bien constitué & d'un
bon tempérament, il n'y a aucun
danger de le traiter comme les adultes
& personnes formées.

Non-seulement ce remède est propre aux hommes, mais il l'est encore
aux animaux. Tout remède qui produit
ce double effet, est marqué au bon
coin : la répugnance la moins raison-
née est d'ailleurs vaincue, quand on
voit opérer sur les brutes, & que leur
guérison arrive par le même traitement
qu'on nous propose pour nous-mêmes,
proportions gardées dans les quantités.

Pour les animaux.

A l'égard des animaux quadrupèdes,
on peut donc dire, fans préjudice de
l'interêt dû à l'humanité qui a toujours
le premier pas, que la fanté des brutes eft
cependant d'un fi grand prix dans tous
les Etats, qu'on ne doit pas la négliger,
puifqu'elle en fait la principale richeffe,
& que ces animaux fervent auffi à l'entretien de notre vie. Celui qui les trai-
tera avec attention, doit fe flatter d'un
événement heuteux, en donnant par dégré une dôfe qui ne foit pas au-delà
des forces de l'animal. Il faut propor-
tionner la dôfe du remède dans tous les
accidens, felon fa force & le tempérament. Un petit chien, par exemple,
ou un jeune chat prendra dans de l'eau,
dans du bouillon, ou dans du lait, quand
on voudra le faire vomir, le demi-quart
ou le quart de la phiole, ou même
davantage, fi la dôfe ne fuffit pas.

On donnera la moitié de la phiole
en lavement à un mouton, ou à tout
autre animal de force relative.

On fera prendre la phiole entière &
même plus, s'il y a néceffité, à un cheval ou à un bœuf malade, & davan-

tage aux grands animaux, comme j'ai appris que cela s'étoit pratiqué dans des caravannes à l'égard des chameaux & autres animaux, qui étoient devenus malades en traverfant des déferts. Au-lieu de bouillon, on donne à l'animal, quand il a vomi, de l'eau blanche bien battue, & la plus attiédie qu'il fe pour-ra pour la lui faire prendre : s'il ne boit pas de gré, en ce cas mettez le cornet, & faites lui prendre un peu plus que tiède.

Tout remède, eft avantageux, avec lequel on peut faire des épreuves cer-taines fur les animaux ; il eft encore meilleur, quand il a réuffi. Celui-ci fera toujours d'une grande utilité pour ceux qui ont des beftiaux ; puifqu'il fert encore à guérir leur bleffures, la galle, le farcin, &c.

C'eft un fecours que ce lavement pour le Médecin & pour le malade, parce qu'il fympatife très-bien avec les autres purgatifs ordinaires ; il contribue à rendre leur effet plus prompt & moins fatiguant, les vifcères fe trouvant par les déjections débarraffés de groffes ma-tières, des biles & des glaires. Si le Médecin purge avec la caffe, la manne, la rhubarbe, les fels & autres, & que

ces drogues n'opèrent pas, comme il arrive souvent à des tempéramens, suf-
foqués par des amas considérables d'humeurs recuites; le Médecin verra avec
satisfaction, en réitérant ce lavement
purgatif & vulnéraire, les voies le dégager entièrement par son action bienfaisante. Il en tirera les mêmes secours
dans ceux à qui pour des maladies particulières l'usage des eaux minérales a
été prescrit, & qui malheureusement
s'engorgent quelquefois en cessant de
passer; accidens qui n'ont que trop
souvent des suites funestes de suffoca-
tion & d'hydropisie. Que le Médecin
n'en craigne point l'usage dans ce cas,
même dans ceux où le lavement le plus
violent reste sans effet, & met le malade dans un danger manifeste de périr, sur-tout dans l'inflammation, l'hydropisie, l'apoplexie. Celui-ci rappelle
l'autre avec ce qu'il devoit entraîner;
il faut, en ce cas, les trois quarts de
la phiole, & même la phiole entière,
quelquefois plus, dans un accident extraordinaire Qu'il s'en serve sur tout
dans les inflammations du bas-ventre.
Il est purgatif à la vérité, & le principe médical s'oppose aux purgatifs
dans les inflammations; mais ce remède

ayant des vertus anodines , vulnéraires
& balfamiques , ne peut que concourir avec ceux d'un pareil genre que le
Médecin ordonne a'ors ; & je puis de-
clarer que dans le fecret de fa compofition que *je n'ai communiqué à perfon-*
ne, il n'entre que des fimples dont les
fucs n'ont point d'autres qualités. C'eft
entr'autres contre les obftructions qu'il
eft merveilleux : on eft étonné de la
promptitude de fes effets ; il pénétre les
parties les plus rebelles, & par l'amas des
humeurs fœtides & vicieufes qu'il ramè-
ne avec lui autant de fois qu'il eft réitéré , & que cette réitération eft néceffaire , il fait juger démonftrativement qu'il
ne laiffe rien après lui. S'il n'entraîne
point d'humeurs , c'eft qu'il n'y en a
pas. Il n'irrite rien ; & quand il n'eft
point néceffaire pour purger , il aura
toujours procuré l'avantage de laver &
de rafraîchir. Il eft fouverain dans les
fuppreffions du flux menftruel & hémorroïdal ; on juge de fes effers par le retour libre du cours de ces purgations.
Il fait auffi ceffer les douleurs de tête
lancinantes , les maux de cœur & les
vapeurs , qui font fort fouvent occafionnées par une conftipation opiniâtre , & le feu des entrailles qui portent

* aifément le levain du vertige au cerveau, que l'ufage réitéré de cette Liqueur purgative & vulnéraire détruit
auffi-tôt.

L'équilibre de la fanté n'eft fouvent
dérangé que par le féjour des humeurs :
(toute fracture ou autre accident extraordinaire à part.) Elles deviennent
âcres, corrofives, fchirrheufes, putrides,
capables d'altérer, même de corrompre, les folides dans les endroits où
elles font fixées ; les évacuations des
matières dans la petite vérole, dans les
fièvres malignes, ou de ceux qui ont
le malheur d'être attaqués de la pefte,
les fièvres de divers genres & beaucoup
d'autres maladies ; celles qui procèdent
d'ulcères & de certaines plaies, cau-
fent une infection capable de corrompre en un moment l'air, les alimens,
d'offenfer & d'altérer tous les corps
voifins qui en font impregnés, même
de corroder l'or tout compact qu'il eft,
& dont les pores font fi réttrécis. Il eft
étonnant que le moindre féjour de pareilles humeurs dans le corps humain,
dont les organes font fi délicats, n'en
dérange point auffi tôt l'harmonie comme il arrive, mais encore qu'elles n'opèrent point la défunion de fes parties, pour

laiffer aux bons remèdes le tems d'a-
gir & d'opérer l'expulfion de ces mortels ennemis; & certainement, c'eſt au
repos & à la ſtagnation des humeurs
par l'atonie des vaiſſeaux & autres
accidens que ces malheurs arrivent. Le
fang, la lymphe, la bile, font des liqueurs puɾes, douces, nourricières &
bienfaifantes, tant qu'elles conſervent
leur dégré de circulation & de mouvement. Mais de même qu'il arrive à toutes les émulfions, le repos eſt le premier ſignal de leur fermentation, que
la corruption ſuit de près. Les remèdes
les plus abondans, les meilleurs cordiaux, les vapeurs les plus agréables,
ne feront que des palliatifs de fort peu
de durée, tant que le Médecin n'atta-
quera pas la cauſe en évacuant tout
de fuite, & en renſant le cours libre
aux liquides, & le ton, aux parties.

X.

Comme vomitif. Dôſe du remède.

J'Obſerve toujours, avant de donner
le remède comme vomitif, de le faire
prendre en lavement. Auſſi-tôt qu'il
fera rendu, & que par ce moyen les

fecondes voies feront plus libres, alors
on préparera le vomitif. La dôfe fera
du quart pour une perfonne foible &.
délicate, d'un tiers pour un tempérament ordinaire, & de la moitié de
la phiole pour un tempérament ro-
bufte.

Si cette quantité ne fuffit pas, pour
obtenir l'effet défiré, l'on prendra environ un quart-d'heure après la moitié
de la dôfe qu'on a déja prife, ou bien
une dôfe entière pareille à la première;
alors il eft certain que ce remède fera
fon effet par le haut, ou du moins par
le bas, c'eft-à-dire, par le vomiffement
ou par les felles, & quelquefois par
la tranfpiration, ou par les urines.

Il y a de certains tempéramens auxquels on eft forcé de donner la phiole
entière : mais je confeille de donner
toujours ce remède peu-à-peu, comme
je l'ai dit, afin de ne commettre aucune imprudence.

On mettra cette Liqueur par préfé-
rence dans une taffe de bouillon gras
ou maigre, qu'on aura fait tiédir ; &
fi on n'en a pas au moment, on le mettra dans un verre d'eau tiède, ou bien
dans de la bière, ou dans du lait, fi
on eft à la campagne. La dite Liqueur

peut

peut être mise dans une tasse de thé, de caffé, de chocolat, ou dans du syrop; ensuite on la fera avaler au malade.

X I.

Dôse pour les enfans.

On suivra la même proportion pour les enfans, c'est-à-dire, qu'on pourra donner un demi-quart de la phiole à un enfant depuis sa naissance jusqu'à deux ans, en observant de le pancher sur le devant lorsqu'il voudra vomir.

On donnera un quart de la phiole à un enfant, depuis sept ans jusqu'à douze, on lui en donnera même un peu plus s'il est bien constitué; & si le remède pris en pareille dôse ne fait pas assez d'effet, on en donnera davantage dans la même quantité de bouillon.

On observera que les tempéramens plus forts, & les causes d'une maladie plus obstinée, souffrent une plus grande augmentation : c'est la bonne administration des remèdes qui prépare les premiers moyens de rétablir la santé, & c'est l'usage réitéré qui en assure la conservation ; comme aussi la négligence peut rendre sans action le meilleur remède, s'il n'est donné à propos. Rien par conséquent n'est plus im-

C

portant que de faire fervir les malades
par des gens fidèles , intell gens &
adroits fur lefquels on puiffe compter.
Dans une pareille circonftance , il faudra s'en rapporter à la prudence de
celui qui donne le remède : il ag ra felon les variations de la maladie , il donnera le remède felon le tempérament
& les forces du malade ; s'il fçait le
donner à propos , le malade en recevra toujours un très-prompt foulagement , & dans beaucoup d'occafions il
obtiendra une guérifon parfaite à
l'inftant même ; & l'on verra fû ement
que ce que les autres vomitifs n'auront
pas produit avec tous les dangers des
émétiques ordinaires , celui-ci le produira en peu de minutes , fans expofer le malade au moindre accident. Il
n'y aura d'efforts qu'autant que la liqueur muqueufe du fond de l'eftomac
fe feroit exceffivement épaiffie & ren-
due adhérente aux parois de ce vifcè-
re ; ce qui opère le relâchement de fes
fibres , & détruit fon action fur les
alimens , en même tems que l'épaiffif-
fement vicie cette liqueur qui eft le premier ferment de la digeftion.

On vomit ordinairement fans effort
beaucoup d'eau , de bile , de glaires

gluantes comme de la colle : c'eſt l'ex-
traction de celles-ci, qui opère quelques efforts ; mais ils ne ſont point dangereux.

Il m'eſt revenu, que pluſieurs perſonnes avoient agi avec imprudence,
en donnant d'elles-mêmes des dôſes au-
de-là de celles que je preſcris ; comme, par exemple, en faiſant avaler la
phiole entière, ſans aucun véhicule, à
des enfans au-deſſous de ſept ans, &
cela ; parce que leſdites perſonnes ne
connoiſſoient ni la force, ni les propriétés de cette Liqueur, que j'ai refu-
ſées juſqu'aujourd'hui au Public,
ne voulant pas accréditer davantage
ce remède. Malgré cela, je n'ai point
encore d'exemple, que ce vomitif, dans
les perſonnes même les plus délicates,
ait produit irruption des moindres vaiſſeaux. Qu'il y ait effort ou non, il eſt
bon, quelques minutes après les premières évacuations, de donner au malade quelque véhicule qu'on aura fait
tiédir : le thé, la bierre, le lait, ſont
bons ; mais le bouillon, gras ou maigre,
eſt préférable à tout. On peut également ſe ſervir de l'eau tiéde : elle aide
auſſi puiſſamment que tout autre breu-
vage, à délayer les glaires qui réſiſtent

pour se détacher ou pour sortir. Il y
a des tempéramens qui produisent les
glaires avec plus d'abondance que d'autres ; & quand elles ont long-temps
séjourné , c'est une humeur fâcheuse
pour le dedans : on peut s'en convaincre quand elles sont sorties, en plon-
geant dans le vase qui les a reçues,
quelques brins de verges; vous attire-
rez toute la partie glaireuse qui se tient
& se plonge par des filamens qui ne
finissent qu'avec la matière même.

Cette matière extirpée rend la digestion libre, donne aux liquides plus
de fluidité. Le sang sur-tout qui a par-
ticipé à cet avantage , s'introduisant
dans les poulmons , en chassera plus
aisément les matières visqueuses qui en
embarrassent les bronches , & rendent
l'aspiration & la respiration courtes &
difficiles ; ce qui produit encore un des
grands embarras de la circulation. Le
Médecin jugera par les symptômes
diagnostics, comme la toux, l'embarras
de la respiration , le défaut d'appétit ,
s'il reste encore quelque mauvais levain
dans l'estomac, & dans toute la suite
du canal intestinal ; & il réitérera , selon
sa prudence , le même vomitif , sans
qu'il y ait à craindre le moindre acci-

dent. Il peut même dans un befoin preffant le donner plufieurs fois de fuite
dans le même jour, felon les conjonctu-
res. Quand on eft le maître du terrein, il
vaut mieux n'en faire ufage qu'une fois.

X I I.
Précautions.

ON fçait en Médecine que ceux qui
font affligés de defcentes, ou qui ont la
poitrine trop refferrée par quelques vices
de conformation, ne font pas propres
à l'action des vomitifs, qui emportent
des contractions & des dilatations de
vifcères, & s'étendent jufqu'aux refforts
de la poitrine. C'eft au Médecin à diriger, dans ces cas, l'ufage du remède
felon la néceffité, & à ne le faire fervir qu'en lavement, quand il n'eft pas
poffible qu'il ferve comme vomitif.

X I I I.
Contre les vers.

DAns tout le cours de ces obfervations, je n'ai encore rien dit d'une maladie qui n'afflige que trop l'humanité,
les enfans plus fréquemment encore que
les perfonnes formées, parce qu'elle
n'eft pas fuffifamment éxaminée. Com-

me cette Liqueur eft anti-vermineufe, &
qu'elle termine fouvent des maladies
bifarres dans leurs effets, par l'expulfion des vers de différentes efpèces ; il eft
indifpenfable que j'en dife un mot, pour
inftruire mes malades fi lon leurs défirs.

On doit confidérer l'atmofphère de
l'air qui enveloppe le globe de la terre,
comme un fleuve merveilleux d'une
immenfité prodigieufe, & d'une étonnante beauté, dans lequel les hommes
& tous les animaux vivent à leur manière, comme les oifeaux dans l'air,
les poiffons dans les plaines liquides
des eaux, les monftres dans les abyf-
mes de la mer qui nous font impéné-
trables, & une infinité d'autres qui vivent fur la terre ou dans fes entrailles,
que nous ne connoîtrons jamais, ni par
le nombre, ni par l'efpèce, ni par la
figure. Tout ce que nous pouvons en-
trevoir dans la perfpective la moins
éloignée, c'eft un certain mouvement
de ces petits êtres matériels, fans qu'il
nous foit permis de connoître dans
l'intérieur toutes les parties formées de
la main fçavante qui les a compofées.
Nos organes, quoiqu'admirables dans
leurs fabriques, font néanmoins trop
groffiers pour atteindre jufqu'à la ma-

tière subtile. Il est certain que l'œil dé-
sarmé, c'est-à-dire, qui n'est point aidé
d'un bon Mycroscope, ne sçauroit appercevoir ces petits atômes vivans répandus dans l'air. Nous en voyons dans
le fromage, & dans différentes liqueurs,
que nous découvrons avec cet instru-
ment si nécessaire à un Philosophe qui
contemple les beautés de la Nature;
& nous remarquons avec surprise que
ces petits points vivans, que nous
n'aurions jamais connus sans ce secours
précieux, ont des organes, des pieds,
des yeux, & se meuvent, proportion
gardée, comme les grands animaux.
Comment aurions-nous jamais pû connoître leur figure, leur mouvement
& leur petitesse, puisque sans le Mycroscope nous ne sçaurions pas qu'il
y eût rien de tel dans ce vaste Univers?
D'où nous pouvons juger, que si l'on
a découvert des vermisseaux dans le
vinaigre, dans le lait, dans les liqueurs
de différentes substances, dans le sang
de certains malades, dans les pustules
que l'on voit sur la peau de quelques
autres, il y en a bien d'ailleurs dont
nous n'avons nulle connoissance, &
qu'il importeroit peut-être beaucoup
de bien connoître pour l'intérêt de la

C iv

ſanté, & de la vie des hommes ſujet
à tant d'infirmités.

Les œufs des inſectes que l'on apper-
çoit vivans dans l'eau de la pluie avec
un excellent Mycroſcope, entrent dans
notre corps avec l'air que nous reſpi-
rons, & avec les alimens ſolides & liquides que nous prenons chaque jour.
Il faut donc croire qu'ils ſont la cauſe de pluſieurs maladies, puiſque nous
uſons tous les jours des viandes, des
fruits, du Laitage, ou de tout autre aliment
& boiſſon, chargés de la ſemence de quelque inſecte. Cela eſt confirmé par l'expérience elle nous apprend que ces
petits êtres répandus dans l'air, où ils
flottent ſans ceſſe comme les navires
en pleine mer, quoiqu'ils ſoient réduits
en un volume inviſible, n'en gardent
pas moins la nature du tout dont ils
ſont compoſés.

Les Philoſophes, curieux obſervateurs
des merveilles du Créateur, ont pris
garde que les ſemences de toutes les
choſes du monde ſont répandues par
tout l'Univers. Si l'on prend de la terre
pure bien ſaſſée & bien arroſée pour la
mettre enſuite à l'air dans un vaiſſeau,
l'on trouvera au bout de quelque tems
qu'il s'y ſera formé des corps de toutes
les trois familles, des dérivés & mêlés,

fçavoir des animaux, des végétaux & des
minéraux ; car on y trouvera de petits
cailloux , & des petits marcaffites ;
l'on y verra croître des herbes , & l'on
y trouvera des vermiffeaux. L'eau des
pluies qui tombe , porte, auffi, avec
elle la femence de plufieurs herbes &
de plufieurs infectes qui fe trouvoient
parmi les météores : & les quatre élémens doivent être regardés comme autant de matrices dans lefquelles toutes
les productions de la nature prennent
naiffance. C'eft une même pâte , mais
différemment moulée , qui eft la vie
& la nourriture de toutes chofes ; c'eft
de cet agent flegmatique , & de cette
rofée célefte, que toutes les productions
prennent leur accroiffement , & fe mul-
tiplient au moyen du feu ; car le feu
& l'eau remplis de fel font le plus grand
myftère du monde. Heureux font ceux
qui peuvent acquérir de fi belles connoiffances ! elles ne font réfervées que
pour les enfans de la fcience. Contens
de jouïr en fecret d'un fi rare avantage,
ils poffèdent un grand tréfor ; & l'homme impie, ainfi que l'infenfé ne les pof-
féderont jamais. *Vir impius*, dit le Pro-
phète-Roi, *non cognofcet , & ftultus
non intelliget hæc.* Pf. 91.

C v

Mais quant à la naiſſance des vers & des inſectes dans notre corps, où ils cauſent des accidens ſi étranges, il faut ſçavoir, comme je viens de le dire, que le plus grand myſtère du monde coſiſte dans le feu & dans l'eau, & rien n'eſt comparable à la chaleur : c'eſt elle, par ſa douceur, qui rend la vie aux morts, comme le ſoleil la rend à toute la nature. Un ſimple laboureur m'entend déja plus que beaucoup d'autres. Un four qui a un certain dégré de chaleur, donne également la vie aux mouches, aux vers & aux grenouilles qui étoient preſque morts de froid.

La Société Royale de Londres a vérifié, d'après Kirker & Ellis, que la chaleur douce du printems faiſoit renaître les inſectes & les petits animaux qui dorment engourdis tout l'hiver dans des grottes, dans des trous, dans des fonds de mer, de lac, ou de rivière, & éclore leurs œufs. Le ciron & la mite de fromage ſont les plus petits animaux qu'on puiſſe diſtinguer à la ſimple vuë ; mais nous ſommes aſſûrés qu'il y a une infinité de ces petits êtres vivans répandus dans l'air, qui échappent à nos yeux. J'en ai vu pluſieurs fois avec un Mycroſcope de tout vivans dans

des gouttes d'eau de pluie. Il y en a
auffi dans les bois : ils rongent également le verre , le marbre & les pierres.
Un Sculpteur travaillant depuis peu un
bloc de marbre , y a trouvé dans le
milieu deux vers vivans renfermés dans
deux cavités qui n'avoient aucune iffuë , ni le moindre paffage , du moins
apparent, par où l'air pût s'introduire.
Un autre Sculpteur a également trouvé
un crapaud vivant dans le centre d'une
pierre dure où il étoit comme incruſté.
Ariſtote & pluſieurs autres aſſurent que
des vers s'engendrent dans la neige. Il
y en a à plus forte raiſon dans le ſang,
puiſqu'on en a vu ſortir pluſieurs fois ,
& même par les ſaignées. J'en ai fait
ſortir moi-même très-ſouvent par les
urines , par les pores dans les ſueurs ,
& par les plaies de différentes parties
du corps.

Le lait, le fromage, la viande & les
plantes en ſont remplies : il y en a dans
les bubons peſtilentiels , dans les puſtules de la petite vérole, dans les apoſ-
tumes, & en un mot dans tout ce qui
eſt pourri & putréfié. Les os & les chairs
gangrénées en contiennent un grand
nombre. Hauptman rapporte qu'un de
ces vers ayant été mis ſur un papier

C vj

en produisit sur le champ cinquante
autres, ainsi qu'on le remarqua avec
le Mycroscope. Il n'est donc pas douteux que les vers & les insectes ne soient
bien souvent la cause & la source in-
connue de beaucoup de maladies.

Il est dit dans les Mémoires de l'Académie Royale des Sciences, que M. De
Malézieux de la même Académie, par
le secours de son Mycroscope, en a
découvert qui font vingt-sept millions
de fois plus petits qu'une mite ; ce
qu'il a prouvé par le calcul géométri-
que de l'augmentation que cet instru-
ment cause aux objets.

Dans cet animal qui est vingt-sept
millions de fois plus petit qu'une mite,
que de parties différentes en fonctions
pour le faire subsister ! O abysme où l'on
se perd en voulant y pénétrer, pour fon-
der mal-à-propos la profondeur de la
puissance incompréhensible du Maître
de l'Univers !

Par des exemples aussi frappans de
la puissance du Créateur, il semble
qu'il prenne plaisir à faire paroître des
choses plus miraculeuses dans les plus
petits animaux que dans les gros, lourds
& énormes, afin d'apprendre que les
choses ne se mesurent pas à la grandeur de

la maffe ; mais à celle de la vertu. L'exemple des pierres précieufes en eft une preuve, qui pour leur valeur furpaffent de beaucoup de grands rochers, qui n'ont d'autre propriété que d'élever leur cîme jufques aux nuës. Nous voyons que les campagnes, les hauts monts, les fleuves même & les métaux font brûlés par le feu ; ou s'ils ne le font tout de fuite, pour le moins ils le font par intervalle ; & que cependant il y a de petits animaux, qui non-feulement n'en font point brûlés, mais qui vivent dans le feu, où conféquemment il faut de néceffité qu'ils faffent leur demeure afin de vivre. C'eft donc une grande merveille, que le plus noble & le plus grand de tous les élémens ne fe rende point traitable, & ne s'accorde avec aucune chofe, fi ce n'eft avec quelques petits infectes, par lefquels il fe laiffe vaincre, dédaignant d'être, je ne dirai pas vaincu, mais de fe laiffer toucher feulement, par les hommes & les grands animaux.

Saint Auguftin dit : (*de Civit. Dei, Lib.* 1º.) Il y a des animaux qui vivent au milieu du feu, & l'on trouve des vermiffeaux dans la fource des fontaines fi chaudes, qu'on ne fçau-

roit y mettre la main fans fe brûler. Cependant ces petits animaux y
vivent, non feulement fans être offen-
fés, mais encore ils ne fçauroient vivre lorfqu'on les en retire. S. Auguftin
ne dit pas le pays où ces vermiffeaux
vivent dans des eaux chaudes. J'ai lû
en quelque endroit la même chofe, &
je crois que c'eft en Chélidoine. En cette
Province, dit-il, ces vers vivent dans
des eaux de nature bouillante, comme
font les poiffons dans les eaux froides ;
& ils meurent auffi-tôt, fi on les tranf-
porte dans de l'eau froide.

S'il y a des vers & des infectes dans
les quatre élémens, par la volonté de
l'Auteur de la nature, il ne faut pas donc
s'étonner fi on en trouve de toute efpèce dans nos corps pour les affliger de
différentes maladies, puifqu'il eft vrai qu'il
y en a par-tout, & que tous les alimens
que nous prenons font remplis d'un nombre prodigieux d'œufs d'infectes, qui
n'ont befoin pour éclore, que d'un eftomac qui leur tienne lieu de four.
C'eft auffi pourquoi on en trouve fi
fouvent dans les plaies ; parce que toutes les fois qu'il y a putréfaction, dans
cette même pourriture on eft affuré
de trouver des vers à caufe de la fer-

mentation qui s'y fait ; & quand les
œufs de ces petits êtres qui font dépo-
fés dans les fubftances animales qui in-
clinent à la putréfaction, fe trouvent
au dégré de chaleur convenable à leur
nature, alors ils éclofent ; & l'on trouve fouvent, dans peu de minutes, les
plaies remplies de vers éclos par la chaleur des parties corrompues.

Ces vers & ces infectes de différentes
efpèces, une fois éclos, fe font de toutes les parties du corps humain, ou des
animaux qu'ils affligent également, un
domicile approprié pour vivre à leur
aife fans être apperçus. Là, retranchés
comme dans des citadelles inexpugna-
bles, il nous attaquent vivement, &
nous déclarent une guerre impitoyable
en exerçant fur nous mille cruautés,
mille ravages, par les douleurs inexprimables qu'ils nous font fouffrir quelquefois fans le moindre relâche. Tel étoit
l'état malheureux d'un grand nombre
de malades que j'ai trouvés réduits à la
dernière extrémité, foit par les fréquentes faignées, ou par la diète rigoureufe
où on les avoit réduits fans qu'on eût la
moindre connoiffance de leur maladie:
plus on les faignoit, & plus la diète étoit
rigoureufe, plus auffi on les épuifoit. Il

eſt d'une grande importance d'éviter la diète en pareil cas ; parce que les vers qui ne veulent pas la connoître, venant à manquer d'alimens, font bien-tôt périr les malades en les perçant de toutes parts ; c'eſt ce qu'on a vû très-ſouvent, par l'ouverture des cadavres qui étoient criblés par-tout.

Cette maladie a des effets ſi biſarres & ſi terribles, que j'ai vû dans beaucoup d'occaſions des malades réduits au plus grand déſeſpoir par les perſécutions continuelles de ces vers cruels qui les déſoloient, ainſi que ces mauvais enfans qui battent ſans ceſſe leur nourrice, & qui ne ſont en état de le faire que par les forces qu'ils ont priſes dans leur lait qui les fortifie chaque jour.

Signes des vers.

Les mouvemens convulſifs les plus violens, avec diſtention dans les nerfs ; la folie & l'épilépſie, ainſi que les douleurs les plus aigües, ſont quelquefois les effets funeſtes des vers. Il n'eſt point de ſymptômes horribles & ſi étranges, qu'ils ne ſoient capables de produire ; ils font grincer les dents, ils cauſent des rêves affreux ; les malades ſe tournent tantôt d'un côté, & tantôt de l'autre, s'éveillent en ſurſaut ; &

quelquefois preffés par la douleur fe
lèvent tout-à-coup, ayant le poulx
inégal, les joues pâles & quelquefois vermeilles. Des démangeaifons confidérables ; une faim extraordinaire,
avec un dégoût pour les alimens ; des
envies de vomir ; une fièvre fans être
réglée, un amaigriffement dans les parties qu'ils occupent, & même dans tout
le corps, en confumant les fucs qui
y font portés ; des coliques, des fenti-
mens de fuffocations, fouvent une toux
opiniâtre, un mal au cœur, la fyncope,
le hoquet, l'affoupiffement, la douleur
de tête, le délire, le chagrin, la mé-
lancholie, l'efquinancie, la pleuréfie,
les fpafmes, la perte de la mémoire &
de la voix, avec des rétentions d'urine,
font affez fouvent les indices des vers.

J'ai traité des foux, qui n'étoient devenus furieux que par l'état de fouf-
france où ils étoient réduits par les
vers. J'en ai guéri d'autres qui n'étoient
hébêtés que parce que cette vermine
affamée déroboit les fucs du cerveau,
ou des autres parties de leurs corps,
qui n'étoient paralytiques, ou dans un
amaigriffement confidérable, que parce
qu'ils s'en fervoient pour leur nourriture, on achevoit de les faire périr,

par une diète rigoureuse, & de fréquentes faignées, toujours pernicieuses en
pareil cas. Après avoir chassé les vers
du corps des malades, je les ai rétablis
ensuite par un bon régime, absolument
nécessaire pour l'entretien & les fonctions de toutes les parties du corps,

Le Maître de l'Univers qui a soumis
tous les animaux à la puissance des
hommes, leur a donné en même tems
tous les moyens de les détruire, quand
ils en seroient incommodés. Par l'usage
de ce remède, toutes sortes de vers,
fans en excepter un seul, feront chaf-
fés de toutes les parties du corps, où
ils font leur demeure aux dépens du
repos des malades. J'en conferve un
grand nombre. J'ai aussi quelques
monstres que cette seule Liqueur a fait
sortir du corps de plusieurs malades.
J'en ai vû d'autres qui ont été fort souvent assez heureux pour terminer des maladies de plusieurs années dont on n'avoit
pas connu la caufe, par un simple lavement, ou par un seul vomitif de cette
Liqueur purgative & vulnéraire, qui a
chaffé tout de suite de leurs corps un seul
ver, & quelquefois des quantités pro-
digieuses, même jufqu'à des milliers.

Dans des maladies plus opiniâtres,

où il y a des amas énormes d'humeurs
gluantes qui servent en même tems
& de retranchement & de nourriture
à la vermine, il faut continuer l'usage
de ce remède jusqu'à leur entière évacuation ; alors les vers n'ayant plus
d'asyle certain pour se retrancher &
se garantir des attaques réitérées du
remède dont ils craignent avec raison
le goût & l'odeur, les malades seront
bientôt soulagés & guéris. J'aurois une
infinité de choses intéressantes à racon-
ter sur cette matière, & sur les guérisons étonnantes que cette Liqueur a
opérées ; mais je les passe sous silence,
pour terminer cet Article, qui appren-
dra à mes malades combien il importe
de connoître les maladies qui peuvent
être occasionnées par les vers, pour les
traiter avec succès.

Bonne précaution, pour conserver les
enfans.

Dans le moindre soupçon des vers,
sur-tout chez les enfans, où il n'est
pour l'ordinaire que trop bien fondé,
on peut donner ce remède avec une sage
précaution, lequel venant à détruire
tous les œufs de cette vermine dangereuse, qui ne manqueroit pas d'éclore

dans fon tems par la chaleur pénétrante
des inteftins entretenus par celle des autres vifcères qui les avoifinent de toutes parts , leur évitera des accidens
mortels qui ne font que trop fréquens.
Avec l'ufage réitéré de cette Liqueur ,
on empêchera les vers d'éclore , & par
ce moyen on fauvera la vie à des quantités prodigieufes d'enfans qui font trop
foibles pour réfifter aux violentes attaques de cette vermine , & les familles en
feront plus nombreufes , & l'Etat plus
puiffant. On attribue fouvent mal à propos à des attaques d'apopléxie caufée
par le fang ou par les humeurs , des
morts fubites qui ne font occafionnées
que par des vers ; ce qu'on a fouvent
vérifié par l'ouverture des cadavres.

Je fuis indifpenfablement obligé de
dire un mot fur les dangereux accidens de l'apopléxie , relativement aux
propriétés de mon remède , qui eft d'un
puiffant fecours dans cette redoutable
maladie : elle épargne moins les riches
que les pauvres , & enlève fubitement
ceux qui paroiffent jouir de la meilleure fanté. Par l'ufage de ce remède
pris par précaution , ou dans le paro-
xifme de la maladie , on pourra , étant
inftruit , fe garantir facilement de

toutes attaques , & rappeller d'abord à la vie ceux qui fe trouvent, dans ce malheureux état , expofés à la perdre fi promptement.

XIV.

Apopléxie.

L'APOPLÉXIE eft affurément la plus dangereufe de toutes les maladies , par-ce qu'elle caufe une mort précipitée à celui qui a le malheur d'en être atta-qué, ou du moins elle le rend infirme le refte de fes jours. On a donc tout à appréhender de fes accidens funeftes ; & l'homme, quel qu'il foit, doit crain-dre en tout tems fes terribles effets , ignorant dans le fombre avenir le trifte fort qui lui eft peut-être réfervé.

En vain s'applaudit-il de fon bon-heur & de fa puiffance , en vain met-il toute fa confiance dans fa fortune & fon crédit ; toujours ingénieux à fe tromper , il regarde avec un plaifir fenfible toutes ces belles chimères dans un miroir trompeur , fans s'apperce-voir que la mort vient à lui brufque-ment , & qu'elle a déja levé fa redou-table faulx pour moiffonner à l'inftant & fa tête, & fon frivole efpoir.

Au milieu des plus grandes profpé-
ritcs, ne voit-on pas tous les jours que
la Providence offre à nos yeux des fpec-
tacles bien touchans de leur fragilité ,
en frappant de mort subite ceux même
qui préfument trop de leurs forces ,
qui comptent trop fur leur crédit & fur
le faux éclat de leurs vaines richeffes,
qu'ils font forcés de quitter pour rentrer dans l'obfcurité de leur néant.
Qu'on forte donc de la léthargie profonde, où l'on eft fur l'intérêt de fa
fanté , en écoutant des copfeils falu-
taires dont on fe trouvera bien , fi
on eft éxaɛt à les fuivre.

· La gourmandife & l'yvrognerie donnent également de mauvais confeils :
Plus gula occidit quàm gladius. Il
n'eft pas douteux que l'excès du boire
& du manger eft la principale caufe de
cette affreufe maladie : on peut donc
l'éviter en vivant fobrement ; fans quoi
*infundet in vos Dominus fpiritum fopo-
ris* , le Seigneur répandra fur vous un
éfprit d'affoupiffement ; & la mort fur-
prendra l'yvrogne, ainfi que le gour-
mand , dans fes piéges qui font toujours
tendus dans les meilleurs feftins. Le
fage eft ennemi des excès : content de
peu , il jouit de la fanté, fe nourriffant

pour vivre , & ne mangeant que pour
se nourrir & soûtenir ses forces. En général , toutes les personnes sobres ne
sont pas sujettes à l'apopléxie : il faut
donc les imiter , pour n'être pas surpris avant le tems. Un amas énorme
de viandes , de fruits , de boissons &
d'humeurs , de quelque espèce que ce
soit , capables d'obstruer les canaux
qui doivent porter le suc nerveux depuis la moëlle allongée jusqu'aux extrémités du corps , peuvent occasionner
l'apopléxie. On ne peut donc être trop
attentif sur le régime, si on aime la santé.
On ne doit pas manger trop de viande ,
parce qu'elle engendre dans le corps humain une pourriture d'une puanteur insupportable, qui est la source de plusieurs
maux : ces sucs d'ailleurs, qui en provien-
nent étant trop nutritifs, poussent à l'instant de leur fermentation & avec violence au cerveau le sang & les humeurs ,
qui sont l'avant-coureur de l'apopléxie , & en causeront même fort
souvent une attaque réelle , qui tue
le malade : si ces sucs étant poussés
avec trop de véhémence au cerveau
viennent à rompre les plus tendres ra-
meaux des veines, le sang s'épanchera
tout aussi-tôt , pressera tellement les

nerfs avec le suc même, que l'un &
l'autre par leur viscosité empêcheront
la distribution des esprits, & causeront
enfin la mort.

Hypocrate nous dit que les engour-
dissemens & les stupeurs qui arrivent
aux membres par extraordinaire, sont des
présages d'apopléxie ; & l'expérience
nous apprend que cette affreuse maladie,
quand elle ne fait pas périr le malade
au moment de l'attaque, est un sommeil très-profond, & l'image de la
mort, qui est souvent précédé par l'indigestion, ou par une constipation opiniâtre, qui porte avec violence des
vertiges au cerveau de ceux qui ayant
la tête grosse & pésante par un amas
de pituite & le col court, sont très-su-
jets à l'apopléxie.

La perte de la mémoire, les tinte-
mens d'oreille, les maux de tête continuels, de fréquents éblouissemens,
les coups qu'on y reçoit qui causent
quelquefois l'épanchement du sang
sous le crâne, ou des concrétions poly-
peuses qui arrêtent le cours du fluide
nerveux dans les canaux du cerveau, ou
dans ceux qui servent à porter ce suc
précieux depuis la moëlle allongée jusqu'aux extrémités du corps ; sont des
av ant-

avant-coureurs d'apopléxie , ainſi que
les urines verdâtres & noires , dont le
fond reſſemble à de la farine détrem-
pée , & qui ſortent en petite quantité.
L'urine rouge dans l'attaque même eſt
un ſigne mortel.

Ceux qui vivent dans la pareſſe , qui
ne font point d'exercice , qui dorment
preſque toujours , qui ont de la chaſſie
dans les yeux , qui ſont triſtes , & pour
l'ordinaire mélancholiques , qui ont la
couleur du viſage pâle , le nez toujours
plein , qui ont les veines de la gorge
très-enflées , les yeux étincelans & of-
fuſqués , un grincement de dents , qui
paroiſſent s'étrangler en ronflant , qui
ſont ſuffoqués , tomberont en apopléxie
s'ils n'y prennent garde.

Les convulſions , l'écoulement ſpon-
tané des larmes , la difficulté de parler , l'engourdiſſement des bras &
des pieds , & leur refroidiſſement
ſubit , la ſuppreſſion des règles , &
celles des hémorroïdes , d'un écoulement catarrheux , d'un rhume , d'une
ſueur , d'une humeur de goutte , d'une
gale repouſſée en dedans, ou les plaies
fermées trop tôt : ces choſes peuvent
devenir la cauſe d'une apopléxie mortelle. L'uſage immodéré de l'acte véné-

* D

rien si pernicieux aux vieillards ; les violentes passions, comme une joie excel-
sive, la surprise extrême d'une bonne
ou mauvaise nouvelle, la crainte, une
peur inopinée, un grand accès de colère ou un extrême chagrin qui resserre
entièrement le cœur ; les mauvaises vapeurs, celles sur-tout des métaux & du
charbon allumé, sont des accidens qui
peuvent causer l'apopléxie ; l'odeur puan-
te d'une chandelle ou d'une lampe mal
éteinte, sont capables de donner des
vapeurs à certaines personnes, & de
faire périr une femme en couche.

Tous les narcotiques en général sont
dangereux pour ceux qui ont une disposition naturelle à l'apopléxie, parce
qu'ils assoupissent & portent à la tête,
comme les opiates, le houblon, l'absin-
the, le musc ; l'usage immodéré du ta-
bac, les fumées de la bierre & du vin
nouveau, de l'eau-de-vie, ou des liqueurs
fortes dont l'usage est si pernicieux ;
toutes ces substances raréfient les humeurs & donnent lieu à la stagnation
qui est le signal de l'apopléxie.

Nos corps étant sublunaires éprouvent sans cesse de nouveaux accidens ;
le changement subit des saisons, la constitution pésante ou mal-saine d'un air

infecté produisent l'apopléxie, ou causent fort souvent la mort. La transpiration interceptée la cause aussi bien
que le froid excessif, qui resserre par
excès les fibres cutanées, & retrécit les
vaisseaux placés fort près de la surface
du corps, forçant les humeurs de se
porter au cerveau. Pison & plusieurs
autres ont observé qu'aux environs du
solstice d'hiver, lorsque le vent du nord,
qui fait monter le mercure dans le baro-
mètre & resserre par conséquent beaucoup le corps, vient à souffler ; bientôt
ceux qui sont disposés à l'attaque d'a-
popléxie, en sont pour l'ordinaire attaqués.

On peut également observer que
quand le vent du nord succède subitement à un vent du midi qui a régné
long-tems, & qui nous a procuré pendant tout son règne un tems mou,
humide & froid ; ou lorsque l'atmos-
phère passe tout-d'un-coup d'un état
froid, sec & resserré, à un état humide & chaud, les apopléxies sont fréquentes ; & ceux qui y ont quelques
dispositions, ne manquent guère d'en
être attaqués. C'est de-là qu'il faut dé-
duire la raison d'une apopléxie dont on
trouve l'histoire dans Amatus Lusita-

nus. Cent. I. curat. 36. Il eſt queſtion,
dans les obſervations de cet Auteur, d'un
homme qui en fut attaqué, pour avoir
été expoſé à l'air froid au ſortir d'un
bain chaud.

Il réſulte de toutes ces obſervations,
que l'apopléxie, qui eſt une priva-
tion ſubite du ſentiment, & de toutes
les autres fonctions du corps, comme
la mort eſt l'extinction de la chaleur
naturelle, a des cauſes fort différentes les
unes des autres. Tout ce qui eſt capable d'arrêter ſubitement & entièrement
la circulation du ſang, peut auſſi produire ce terrible effet. Or la paralyſie
du cœur, des poumons ou des tuniques muſculaires des principales artères,
ſuffit pour arrêter ſubitement & tout-à-
fait la circulation : donc cette paralyſie
peut être la cauſe de l'apopléxie.

Pour prévenir l'attaque d'apopléxie,
il faut être ſans ceſſe ſur ſes gardes contre tous les accidens dont je viens de
parler, afin de n'y être pas ſurpris, &
veiller ſur tout à la liberté du ventre ;
car c'eſt une maxime générale de pratique, que la tête eſt rarement affectée, tant que le ventre fait bien ſes fonctions.

Dans un état ſi fâcheux, ſi quelqu'un

à le malheur d'être accablé par un tel
accident , & que les remèdes ordinaires viennent à ne pas réüſſir , & qu'au
contraire ceux qui ſont trop âcres, &
les ſels dont on ſe ſert en pareil cas, ne
produiſſent d'autres effets que de cauſer
les douleurs les plus violentes dans l'eſtomac , l'inflammation , & des convulſions
horribles dans le genre nerveux, & ſouvent la mort la plus violente ; dans une
ſituation ſi triſte , où on ne connoîtra
plus de remède capable de retirer le
malade d'un danger auſſi évident de
périr ; alors , & ſans héſiter , il faudra
tout tenter pour tâcher de lui ſauver
la vie , ſuppoſé que cela ſoit encore
poſſible : & ſi les dôſes ordinaires de
mon remède ne ſuffiſent pas , il vaut
mieux dans une ſi grande extrémité lui
donner des remèdes un peu plus forts,
cependant proportionnés à ſon état & à
ſes forces , plutôt que de le laiſſer périr , comme cela arrive quelquefois,
par une mort prompte , & d'ailleurs
très-certaine. *Hæc potiora puto , quàm
dulci morte perire.* Alors , ſans plus attendre , il faudra lui donner un , deux,
ou trois lavemens de cette Liqueur les
uns après les autres , de demi-heure
en demi-heure ou environ ; & après

les évacuations fuffifantes, on donnera
enfuite le vomitif, toujours proportionné
aux forces du malade , comme je l'ai
déja expliqué.

C'eft dans une telle extrémité , où il
faut que celui qui donne le remède
ait la plus grande intelligence pour en
voir bientôt les heureux fuccès ; & fi
celui qui le donne ne fçait pas s'en fervir à propos , en donnant une dôfe
trop foible ou trop forte, il peut facilement ne pas réuffir avec le meilleur
remède. La meilleure épée, & le meilleur fufil ne fervent de rien dans les
mains d'un aveugle. Pour moi , quand
je traite quelqu'un , je fçais tirer le meilleur parti de mes remèdes, & de l'état
du malade , quelque dangereux qu'il
puiffe être ; & quand le mal eft tout-
à-fait opiniâtre, j'ajoûte auffi-tôt d'autres remèdes à celui-ci, qui font doués
de la plus grande vertu, comme on le
voit par leurs bons effets , *& je guéris*
toujours dans le cas de poffibilité.

Quant à l'effet de mon remède, on
verra qu'il n'y en a pas de plus prompt
que celui qu'il procure. Il eft évident
par les principes qui compofent cette
Liqueur purgative & vulnéraire, qu'elle entre auffi-tôt dans les routes du

fang & de la lymphe, qu'elle fe mêle
avec ces liqueurs pour les détremper
& les rendre plus douces & plus fluides, en chaffant par une copieufe évacuation, abfolument néceffaire en pareil
cas, les matières croupiffantes & gluan-
tès comme la colle, qui embarraffoient
la circulation, bouchoient les conduits,
& fe fermoient à elles-mêmes le paffage à caufe de leur vifcofité naturelle
qui vient pour l'ordinaire d'un principe
froid.

La partie balfamique de cette Liqueur
précieufe, qui a la propriété de fortifier également les vaiffeaux, agiffant
de fon côté avec une égale force, ré-
veillera bien-tôt le fentiment perdu,
elle excitera puiffamment les fucs lan-
guiffans qui font engourdis, en leur
imprimant tout de fuite le mouvement
qui eft le moyen le plus court de les
atténuer, de les brifer & de les divifer, jufqu'à ce qu'ils ayent acquis affez
de force & d'impreffion pour donner
le cours aux fluides arrêtés par la com-
preffion des vaiffeaux qui s'amolliront
& s'étendront pour rendre le reffort
aux parties alors engourdies, comme
on rend le mouvement à quelque chofe

qui est arrêté. Par la réitération de cette
Liqueur donnée en lavement ou en
vomitif , on verra chaque fois de nouveaux progrès , à mesure qu'elle s'in-
sinuera plus avant, pour donner plus de
vitesse au sang, lequel , par cette raison, étant rendu beaucoup plus prompt
dans sa course , la chaleur s'augmente-
ra sûrement par dégrés , & les parti-
cules subtiles de l'air qui se trouvent
mêlées avec les globules du sang, étant
raréfiées par l'impression de la chaleur , comme cela arrive dans le ther-
momètre , ou dans l'eau chaude &c. se
développeront de plus en plus, de toutes parts , & dilateront les tuniques
des conduits qui se déboucheront pour
laisser reprendre le cours naturel des
fluides. Et, afin qu'ils ne se bouchent
plus , & qu'on ne se trouve plus dans
un pareil état , il faudra par précaution , & de tems en tems , faire usage de cette Liqueur purgative & vulnéraire , qui préviendra & détournera
d'autant mieux les accidens , que des
personnes qui sont tombées en apopléxie étant en voyage , & qui ont été
guéries aussitôt par les copieuses évacuations du haut & du bas que cette

Liqueur a procurées, ont été en état
de partir deux heures après, étant très-
bien rétablies.

On n'oubliera pas de donner, dans
l'intervalle de ce remède, du bouillon
& tout ce qui peut procurer & ranimer les forces du malade. Mais l'essen-
tiel, & ce en quoi consiste le véritable moyen de la guérison, c'est d'évacuer promptement le malade par le
bas & par le haut, & l'on verra dans
l'instant les merveilleux effets du remède, *à moins que le malade ne soit
absolument inguérissable, ce qui peut arriver dans plusieurs occasions.* Dans ce
cas, on n'aura rien à se reprocher,
après avoir tout tenté, & mis en usage
les meilleurs remèdes pour procurer la
guérison. Il est donc prudent d'être en
tout tems sur ses gardes contre ces
accidens funestes qui n'épargnent qu'un
très-petit nombre de ceux qui ont le
malheur de tomber dans cet affreux
état, que l'on peut prévenir & détour-
ner facilement par l'usage réitéré de
mes remèdes.

X V.

Colique de Plomb. Verd de gris , &c.

QUand cette Liqueur purgative
n'auroit abfolument que cette propriété
de guérir les Peintres & les Plombiers,
ou ceux qui font expofés à perdre la
vie dans l'excès des fouffrances , fans
pouvoir trouver la guérifon , elle fera
toujours d'un prix ineftimable pour ceux
de ces métiers , ainfi que pour les Do-
reurs, les Plâtriers , les ouvriers des
manufactures, des glaces qui fe fervent
de vif argent pour le teint , ou pour
ceux qui ont des foibleffes ou des tremblemens à la fuite des frictions mercu-
rielles : il n'y a pas de plus prompt remède pour chaffer le mercure du corps.
Cette liqueur eft encore très-utile aux
ouvriers qui tirent les métaux des en-
traïlles de la terre ; étant fujets dans
plufieurs occafions à être fuffoqués en
refpirant dans les mines les vapeurs
arfenicales qui font pouffées par les
feux foûterrains , du centre à la circonférence.

On ne prend pas garde au danger
évident qu'il y a d'habiter un apparte-

ment mis depuis peu en couleur avec
de l'orpin , le verd de gris , le blanc
de plomb , le vernis &c. & d'y dormir
les portes étant fermées , sur-tout quand
on tranfpire ; parce que ce venin fubtil , dont l'acrimonie eft plus grande
qu'on ne peut le dire , entre aifément
par la refpiration & par les pores de
la peau qui font ouverts. Il fe gliffe
comme celui d'un air contagieux , ou de
la petite vérole , & s'introduit peu à
peu dans les veines ; & quand ce poifon dangereux , auffi fubtil que l'air , a
pénétré par fon activité toutes les parties du corps , pour y caufer les plus
grands ravages ; c'eft alors qu'on éprouve
de cruelles vapeurs , des convulfions
affreufes dans les nerfs ; un trouble confidérable dans l'efprit qui fait verfer
des larmes , l'épilepfie , l'apopléxie , la
paralyfie , ou la folie , & fouvent cet
état de fureur inexprimable qui fait de
la perfonne la plus douce en fanté, une
bête féroce en maladie, qu'on eft forcé de mettre dans les fers comme les
animaux cruels , pour éviter d'en être
égorgé , ou mis en pièces. Ce font les
accidens ordinaires de cet ennemi fecret qui fe cache à nos yeux , & qu'on
peut néanmoins reconnoître aux effets

bifarres qu'il produit, & dont la caufe
fe manifefte encore par une langueur,
par un engourdiffement, & par cet ab-
batement de l'ame dans lequel languif-
fent les malades qu'il fait périr.

L'on ne fait pas une plus grande attention fur les malheureux effets de ce
même verd de gris, qui eft un poifon
d'autant plus dangereux qu'on ne s'en
défie pas. On le trouve ordinairement
caché dans les fontaines de cuivre &
dans les uftenciles de cuifine. Plufieurs
perfonnes à la campagne ainfi qu'à la
ville, & fur-tout les voyageurs, pé-
riffent quelquefois fubitement, fans
avoir aucun fecours, parce qu'on ne
foupçonne point la caufe de la maladie,
qui vient d'avoir mangé des alimens
préparés, ou qui ont féjourné dans des
vaiffeaux de cuivre où il y avoit du verd
de gris. On court les mêmes dangers
en buvant l'eau qui a féjourné dans des
fontaines de cuivre où il y a du verd
de gris. Les perfonnes qui n'ont pas ha-
bité leurs maifons de campagne pendant l'hiver, y vont fouvent chercher
la mort au retour du printemps, en
bûvant l'eau qu'on met dans lefdites
fontaines, remplies de verd de gris ; ce
qui n'arriveroit pas fi on les avoit fait

héroyet , ou du moins fi l'on avoit de
celles de M. Ami , qui font approu-
vées par l'Académie Royale des Sciences. J'ai vû plufieurs fois des familles
avec leurs amis & les domeftiques être
empoifonnés de cette façon. Je les ai
toujours guéris , lorfqu'on s'eft adreffé
à moi à tems.

Pour éviter de pareils accidens , &
afin de n'être pas dans les craintes continuelles d'un poifon toujours dangereux ; le meilleur moyen feroit de ne
plus s'en fervir , ou du moins de les
faire tenir fi propres , qu'on n'ait plus
rien à appréhender des effets dangereux
du verd de gris. Ceux qui aiment la
fanté, doivent y prendre garde pour éviter toute furprife.

Qui bene fecerunt, illi fua facta fequentur.
Qui malè fecerunt, facta fequentur eos.

XVI.

Contre la Pefte.

Væ illi quem tetigerit.

CE n'eft pas exagérer , en difant que
ce remède eft miraculeux dans tous les

pays qui font affligés de la pefte ; &
de maladies peftilentielles , puifqu'il eft
vrai qu'il guérit pour l'ordinaire prefque toutes les maladies contagieufes ,
s'il eft donné à tems , à propos , &
en dôfe convenable. Dans ces jours de
calamités & d'horreur , où tout eft
confondu par le défefpoir, on ne peut
rendre un plus grand fervice à un Etát,
que de préferver les citoyens d'un fléau
fi redoutable , & de guérir ceux qui
en font attaqués. Cette Liqueur fera
de la plus grande utilité , fi on s'en
fert par précaution ; & fi elle eft adminiftrée aux malades, elle chaffera
promptement ce venin qui jette la ter-
reur par-tout.

La premiére démarche qu'on doit
faire au premier indice de la pefte, &
le meilleur moyen dont il faut fe fervir pour éviter cette affreufe maladie,
qui rend défertes en fi peu de tems
les plus vaftes provinces, eft de s'éloigner au plûtôt, fi cela eft poffible, pour
fe mettre dans un bon air à l'abri du
danger ; parce que cette maladie redoutable attaque indiftinctement tous ceux
qui habitent le même endroit ; le riche
dans fon palais n'en eft pas plus exempt
que le pauvre à l'hôpital , qui périt

souvent le dernier. *Cito fuge, longè vade,*
tardè redi.

Dans ce genre de maladie si effrayant
il faut s'abandonner à la Providence ,
& bannir de son cœur le chagrin & l'in-
quiétude, parce qu'ils sont mortels. La
peur est capable de faire blanchir les
cheveux tout-d'un-coup ; l'Histoire nous
apprend que cela est arrivé à beaucoup
de personnes , & sur-tout à un homme condamné à la mort, dont les cheveux devinrent blancs dans la nuit même par la seule appréhension du sup-
plice. Celui qui n'a plus de courage,
ressemble aux cordes d'un luth qui
n'ont plus d'harmonie lorsqu'elles sont
débandées. L'ame également ne peut
agir sans faire des efforts plus ou moins
considérables ; & ces efforts sont une
sorte de tension qui la tiennent, pour
ainsi dire , ferme & roide : ensorte que
le désespoir venant à la relâcher, il lui
ôte la puissance d'agir pour sa conservation. Il faut donc , quand on est malade, avoir plus de courage que jamais ;
& on n'obtiendra pas la santé , si l'ame
ne fait quelque grand effort pour ranimer les esprits. On ne voit échapper
aucun de ceux qui ont le cœur serré,
& qui se livrent au désespoir ; parce

que ces paſſions violentes de l'ame venant à retarder le mouvement du ſang, & à ſupprimer entiérement celui du cœur, il faut néceſſairement que le malade périſſe par ſa timidité , lors même qu'avec un plus grand courage il pourroit ranimer ſes forces & chaſſer par ce moyen tout le venin de ſon corps avec le ſecours des remèdes. D'un autre côté, celui dont le cerveau eſt vivement ébranlé par l'image effroyable d'une mort affreuſe & prochaine qu'il s'imagine ne pouvoir éviter, fait ſortir par une violente agitation un flux ſi abondant d'eſprits animaux deſtinés à l'entretien de toutes les parties de ſon individu , que ſon corps venant à s'affoiblir & à s'épuiſer entiérement par cette perte exceſſive , tombe enfin en défaillance , & perd bientôt la vie par la trop grande diſſipation des eſprits. On doit donc au contraire ranimer ſon courage abbatu , & ſe ſervir promptement de tous les moyens qui peuvent contribuer à rétablir la ſanté, ſans quoi le mal venant à faire des progrès , il cauſera bien-tôt la mort.

La peſte eſt un venin difficile à dompter , & d'autant plus dangereux , qu'il ſurpaſſe de beaucoup par ſa très-grande

activité, qui est au-delà de tout ce qu'on
peut dire, tous les autres venins, contagieux. A peine a-t-on respiré l'air qui
en est infecté, qu'il passe avec autant
de rapidité qu'un éclair, par le moyen
de la liqueur salivaire dans toutes les
parties du corps, où il ne tarde pas de
faire éprouver ses terribles effets, par
l'ardeur d'un feu brûlant qui dévore
les malades jusqu'au dernier instant de
leur vie.

Il n'est pas facile de déterminer
exactement le caractère & la qualité
d'un tel venin, parce qu'il n'est pas
sensible : cependant si on en juge par
ses dangereux effets, on pourra s'assurer qu'il a une qualité sulphureuse &
putride, qui peut se multiplier autant
que la lumière, étant aussi de sa nature
fort âcre & très-caustique, capable
par conséquent d'infecter tous les fluides par une corruption sphacéleuse, &
d'ulcérer tout de suite toutes les parties
du corps qu'il attaque en très-peu de
tems, ce qui cause quelquefois la
mort dès le premier jour, ou dans le
premier instant.

Aussi-tôt qu'on sera attaqué du venin pestilentiel, il faudra le chasser
au plus vîte par de copieuses évacua-

tions du bas & du haut. Tout malade
attaqué de la peste, qui n'a pas le ventre
libre, est dans un danger évident de
périr bientôt. En donnant cette Liqueur
purgative & vulnéraire en lavement,
comme je l'ai déja indiqué, il est certain qu'elle débarrassera tout de suite
les intestins des excrémens qui causent
en pareil cas une puanteur insupportable, à cause du venin pestilentiel qui
en sera expulsé. Après l'effet des lavemens, on aura recours au vomitif qui
est des plus utiles dans les fiévres pestilentielles ; parce qu'à la première
indication de la peste, il faut chasser à
l'instant hors du corps le venin qui s'y
est introduit. Les évacuations ayant été
réitérées selon les circonstances de la
maladie, & par ce moyen toutes les
voies étant devenues libres, on pourra,
pour presser la guérison, exciter encore
la transpiration avec les remèdes usités
en pareil cas pour faire exhaler ce venin
subtil & donner au malade tout ce qui
peut le fortifier & le préserver des accidens d'une maladie aussi funeste. Il faut
s'aider de toutes sortes de bons moyens
pour terminer plus promptement les
maladies ; mais il est très-certain que

par l'ufage de cette Liqueur , les malades feront toujours guéris , *fi elle eft
adminiftrée à tems & à propos* , parce
qu'elle eft un remède très-actif & des
plus affurés contre tous les venins même les plus corrofifs.

Ceux qui par état font expofés à fervir
les peftiférés ont reconnu par l'expérience
les bons effets de cette Liqueur , & des
autres fpécifiques que je leur ai envoyés ,
par le moyen defquels ils font en état
de fréquenter les malades avec plus
de fûreté. A l'égard des bubons &
des tumeurs, on peut mettre des com-
preffes deffus imbibées de ladite Liqueur , qu'on renouvellera à mefure
que la Liqueur pénétrera. Il faudra en
injecter très-fouvent quand ils feront
ouverts. Il n'y a aucun venin ni aucune
corruption qui foit capable de réfifter
à cette Liqueur précieufe , fi elle eft
donnée à tems, à propos, & en fuffifante quantité, pour expulfer le venin
de toutes les parties du corps. Il faudra donc réitérer l'ufage du remède jufqu'à ce qu'il ait furmonté & chaffé entiérement le venin , ce qui arrivera
quelquefois tout de fuite, & en d'autres
occafions dans peu de jours , quand le

mal eft rebelle par la qualité ou quantité du venin.

La réitération d'un bon remède ne
doit jamais rebuter ceux qui en font
ufage par précaution , ou dans l'état
de maladie. On doit fentir qu'il n'y a
rien de plus difficile que de détacher
la matière fubtile des venins lorfqu'ils
font une fois inhérens dans un lieu :
cela eft fi vrai , que tout ce qui a été
une fois parfumé avec des odeurs fortes , telles que le mufc &c. dure plufieurs années , en répandant à une très-
grande diftance une odeur très-vive
qu'on ne peut quelquefois plus diffi-
per ; & à cet égard on n'en a que trop
de preuves , par les venins qui fe con-
fervent plufieurs fiècles. Les atômes de
la pefte durent fi long-tems , qu'on in-
fectera bientôt une grande étenduë de
pays , fi on vient à coucher dans le lit
d'un peftiféré , ou à fe fervir de fes
hardes plufieurs années après fa mort :
c'eft ainfi que des provinces entières
ont été affligées de ce fléau fi redoutable. On ne peut donc être trop en
garde contre les effets dangereux des
venins , & on ne peut faire trop d'ufage ,
en tems de pefte , des remèdes qui peu-

vent la chasser ; mais quelque bons qu'ils
soient en effet, il ne faut jamais affron-
ter les hazards en téméraires, ce seroit
braver mal-à-propos le Tout-puissant,
qui peut toujours confondre, & à l'instant, l'orgueil de celui qui auroit l'au-
dace de trop compter sur la bonté de
ses remèdes, en oubliant que toute
guérison dépend du Très-haut qui est
le souverain arbitre de nos jours.

Quoique mes remèdes préservent du
danger évident qu'il y a de respirer un
air infecté & contagieux, le jour qu'on
en fait usage, il n'y auroit cependant
rien d'extraordinaire dans certaines occasions, qui sont néanmoins très-rares,
si après avoir sauvé la vie au plus grand
nombre de malades, on en voyoit périr quelques uns naturellement mal
constitués, foibles de compléxion, &
qui auroient en même tems plusieurs
causes de maladies mortelles qui les
auroient entièrement ruinés & épuisés,
ce qui est très-possible ; mais ce qu'il
y a aussi de très-certain, c'est que les
remèdes dont je me sers, sont des meilleurs qu'on puisse avoir pour se défendre contre ce fléau. Les guérisons qu'il
a toujours opérées dans les cas les plus

déſeſpérés, en ſont des preuves convain-
cantes.

Quand on guérit ainſi les maladies peſtilentielles, on doit penſer avec
raiſon que le ſuccès ſera également heureux & même plus prompt dans des
maladies moins dangereuſes, quoique
toujours mortelles ; comme par exemple, dans les fiévres malignes, putrides,
petites véroles, flux de ſang, maux de
gorge, & toutes autres de cette eſpèce,
de quelque nature qu'elles puiſſent être,
pour leſquelles ce remède eſt un des
meilleurs qu'il ſera jamais poſſible d'a-
voir.

Au ſurplus, il faut obſerver que quand
la peſte ou les autres maladies ſont un
fléau dont Dieu ſe ſert pour punir avec
plus d'éclat les péchés des hommes in-
dignes de tous ſes bienfaits, alors il eſt
certain que les meilleurs remèdes ne peuvent ſervir de rien contre les efforts violens & terribles d'une maladie auſſi féroce qui n'épargne ni le malade, ni le
Médecin, qu'elle fait également périr
avec ſes meilleurs remèdes. Dans une
pareille occaſion, il en coûta la vie,
en trois jours, à ſoixante-dix mille

Ifraélites , en punition du péché de Da-
vid.

Ni Deus adfuerit Medico , benedicat &
illi ,
Quid Rofa , Theriaca , Befoar , Ambra
juvant ?

Je donnerois volontiers toutes mes
obfervations fur les maladies peftilentielles , fi cette importante matière
n'avoit pas été déja traitée avec beaucoup de fçavoir par les Médecins les
plus célèbres ; je renvoie donc à leurs
fçavans Ecrits tous ceux qui voudront s'inftruire plus au long. Je me
fuis déterminé à n'en donner qu'une légère idée relative à tous les avantages qu'on peut tirer de cette Liqueur
précieufe , foit comme curative , ou
bien comme préfervative dans un tems
de calamité. Je l'ai compofée de façon
qu'elle puiffe rendre la fanté au plus
grand nombre de ceux qui auront le
malheur d'être attaqués de la pefte ,
s'ils ont affez de prudence pour s'en
procurer une fuffifante quantité pour
leur befoin & celui de leur famille ,
afin de prévenir l'inftant de la néceffité , & de n'être pas expofés à perdre la vie dans des momens où l'on n'eft

pas affez fur les gardes, & dans toutes
les circonstances, où l'on voit qu'elle
peut être d'une si grande utilité à toutes les nations de la terre, comme à
tous les Souverains qui veulent conserver leurs fujets, et non ...

... Contre les coups du fort fonge à te main-
tenir.
De loin, dans le préfent, regarde l'avenir.
Non habet eventus fordida præda bonos.

XVII.

Effets du remède, & généralité des
maladies auxquelles il eſt propre.

CE remède eſt propre pour toutes les
maladies où il y a plénitude, engorgement & relâchement des parties. Pour
en fixer l'ufage aux cas les plus fréquens, fi vous le donnez ... ,
& même dans certaines occaſions au
dernier période d'une fluxion de poitrine, & quand l'oppreſſion eſt telle
qu'on n'attend plus qu'une fin prochaine, vous verrez le malade rendre une
grande quantité de bile & de glaires,
de pus ou de fang caillé. Donnez des
bouillons de demi-heure en demi-heure
en petite quantité, & des lavemens de
                                        cette

cette Liqueur purgative & vulnéraire,
de quatre en quatre heures. Ce seul traî-
tement est capable de le sauver ; à plus
forte raison, quand on s'en sert à tems.

Ce remède pris par haut & par bas
est souverain pour les gens gros & re-
plets, pour les personnes studieuses qui
ne font point d'exercice & gardent ordinairement le cabinet , & en général
pour tous ceux , comme je l'ai dit, qui
ont des affections apoplectiques. L'ulage
fréquent de ce remède écarte bientôt
ces affections soporeuses , & l'appro-
che d'un mal aussi cruel qui fait périr subitement. Il est souverain contre
l'hydropisie , les coliques en général,
& celles des Peintres , Plombiers , Do-
reurs , Plâtriers , Ouvriers en tein de
glates , & tous ceux qui emploient le
vif argent : il dissipe les foiblesses &
les tremblemens qui sont occasionnés
par les frictions , ou par l'usage des
boles de mercure. En un mot, ce remède guérit, voilà sa propriété par excellence ; il produit toujours son effet
au bout de quelques minutes , & s'il
n'y a d'autres causes de maladie qui
engagent le malade à garder le lit , il
permet de sortir & de vaquer à ses af-

* E

faires, une demi-heure après qu'on
l'a pris.

Les simples qui entrent dans la composition de ce remède, font doués des
plus grandes vertus. Leur qualité purgative, fondante, résolutive, pénétrante, vulnéraire, anti-scorbutique,
anti-vermineuse & sudorifique &c. donne
de l'action pour la filtration du sang.
Elles poussent du centre à la circonférence, & opèrent l'évacuation des impuretés par les pores & par les vaisseaux sécrétoires extérieurs. Voilà leur
effet dans l'intérieur.

X V I I I.

Usage de la Liqueur en topique.

SErvez-vous en aussi extérieurement
dans le pansement des plaies même
gangrénées par un vice local seulement,
en les lavant soir & matin; & le plus
souvent qu'il sera possible, avec la Liqueur pure. Si c'est un vieux mal in-
véteré, on la mêle avec de l'eau commune ou de pluie, depuis une jusqu'à
six phioles, ou davantage, sur une pinte
d'eau mesure de Paris, qui pèse deux
livres. Vous tiendrez une compresse

toujours imbibée de cette Liqueur fur
la plaie. Si elle eſt profonde, il faut y
injecter pluſieurs fois de cette Liqueur,
juſqu'à ce qu'elle ſoit nette, & réitérer
fréquemment dans le même jour : pla-
cez enſuite dans le ſinus de la plaie,
des tentes imbibées de cette Liqueur,
chauffée dans un vaſe de terre neuf, &
non autrement. Ne laiſſez point ſécher
les tentes & les compreſſes : imbibez
toujours, juſqu'à parfaite guériſon. Si
cette Liqueur mêlée avec de l'eau ne
procure pas un ſoulagement aſſez prompt,
on doit ſans héſiter ſe ſervir de la Liqueur pure.

Conſeil aux malades.

Si la gangrène venoit du ſang, ce
ne ſeroit pas en appliquant ſur une plaie
quelque baume que ce ſoit, que vous
en guéririez la maſſe. Les Médecins
ont leur méthode, pour la cure de cette
grande maladie : nous partons eux &
moi des mêmes principes ; mais nos
méthodes ſont différentes, & ſur-tout
dans l'uſage des remèdes. Le but où
tout Médecin veut atteindre, c'eſt de
guérir le mal, & de rendre la ſanté.
Je ne puis trop exhorter mes concitoyens

à recourir promptement aux autres Médecins ; dont j'admire l'application &
les heureux progrès. Ceux qui dans des
cures désespérées auront recours à ma
méthode dans le traitement & les remèdes, ne seront point refusés ; autant
que les grandes occupations que j'ai pourront me le permettre. On doit être certain que je partage avec les autres Médecins le désir de rendre la santé, comme je le fais tous les jours ; & mes
remèdes ont leurs vertus, lesquels étant
bien connus, ont gagné depuis long-
tems la confiance du public, par les
services importans qu'il en reçoit tous
les jours.

Mais par rapport aux qualités du
remède que j'annonce actuellement,
j'ajoute qu'avec son usage intérieur, &
les autres préparations que le Médecin
préférera à mon défaut, s'il en est besoin aux malades éloignés de moi, il
est encore admirable comme topique, en
s'en servant comme je viens de l'enseigner pour les plaies, dans les maladies de la peau, sans qu'on doive
craindre qu'il fasse rentrer l'humeur,
telles que la galle, la teigne, la gra-
telle, les dartres vives ou farineuses,
les brûlures, coupures, les bubons pesti-

lentiels, & sur-tout la goutte, qu'il
soulage promptement, &c. Observez
seulement d'appliquer la Liqueur la
plus chaude que vous la pourrez souffrir, en injections ; elle guérira les
fistules, les abcès du fondement & les
ulcères. On verra, en observant un
traitement relatif pour l'intérieur, &
après l'expulsion de la matière, la
plaie se consolider par son fond, se
fermer, & se cicatriser entièrement
à l'orifice ; ce qui paroîtra peut-être
paradoxe à ceux qui croient qu'il n'y
a que le fer qui soit capable de dégager le pus, & d'empêcher les progrès
de la fistule en clapiers & autres
progressions, tant qu'elle n'est point
ouverte jusqu'à son fond ; que ce traitement peut seul produire une suppuration salutaire, & donner les grains char-
nus du fond de la plaie. Quelqu'un
menacé d'une opération douloureuse,
& souvent de l'amputation d'une partie
du rectum, que l'on fait descendre ensuite avec des pinces, ce qui ne cause
pas de légers désordres, & ne marche
point sans danger, ment bien, avant
que de s'y résoudre essayer des injections de cette Liqueur. Quand il vient
à moi d'autres remèdes ajoûtés à celui-

E iij

la terminent sûrement l'affaire en bref.
Il est peu de cas, dans cet accident,
où une surséance de quinze jours ou
trois semaines puisse produire quelqu'inconvénient; il n'y reviendroit que trop
tôt, s'il pouvoit arriver qu'il n'éprou-
vât pas d'abord un grand soulagement.
Par la nature & la qualité de la matière suppurative, le Médecin toujours
de bonne-foi jugera du progrès de la
cure, dont il peut encore s'assûrer, en
faisant sonder avec adresse pour connoître le fond de la plaie. Les fistules
ou les plaies qui ont des sinus ou des
cavités, ont besoin de ce dernier témoignage ; car dans les autres leur
inspection seule suffit.

Bain de propreté très-utile à la santé.

A l'égard des personnes qui ont des
fleurs blanches, ou des écoulemens de
sanie purulente, de quelque cause, &
par quelque accident que ces sortes de
maladies puissent arriver; il est certain
qu'on ne peut pas trouver un meilleur
remède pour les guérir. L'usage de cette
Liqueur en injection, comme je l'ai
dit à la page 99. ou pour se laver, est

ſi merveilleuſe, que les chairs les plus
pourries par une maladie affreuſe, qui
n'eſt que trop commune, ſeront bien-
tôt guéries ſi on s'en ſert ſouvent. Il
n'y a point de chancre ni d'ulcère, quelque part où ils puiſſent être dans les
deux ſexes, que cette Liqueur ne puiſſe détruire promptement, ſi on a
ſoin de baigner ſouvent les parties affligées. On mettra, par exemple, la valeur de cinq ou ſix phioles, plus ou
moins ſelon l'accident, de cette Liqueur
purgative & vulnéraire, dans un demi-
bain d'eau ſimple & chaude, c'eſt-à-
dire de celle qu'on boit, & à proportion dans une cuvette, dans laquelle
on reſtera au moins l'eſpace d'une heure, après laquelle on jettera l'eau qui
eſt gâtée. Si le mal eſt intérieur, il
faudra s'injeĉter avec l'eau du bain le
plus ſouvent qu'il ſera poſſible, on éprou-
vera bientôt de grands ſoulagemens,
même dans l'inflammation & dans
la gangrène, & enſuite la guériſon au
moyen des remèdes que j'ajoûterai à
cette Liqueur, lorſque la nature du
mal l'exigera.

Les Dames peuvent mettre tous les
jours une phiole de cette Liqueur dans
l'eau avec laquelle elles ſe lavent ;

par cette précaution, il est certain qu'elles pourront se garantir de plusieurs
accidens fâcheux qui corrompent le
sang; c'est assez m'expliquer, parce
que cette Liqueur si salutaire est
ennemie de toute corruption, elle con-
servera toutes les parties qui en seront lavées dans le meilleur état de pureté & de fraîcheur, en expulsant tout
ce qui est infect, & corrompu. Les personnes qui s'en servent tous les jours
par précaution, comme aussi dans l'état
de maladie, connoissent par leur expérience, les bons effets de cette Liqueur
qui les conserve en santé, & par le
moyen de laquelle elles se préservent
des accidens qui sont si funestes au sexe.

Réflexion à faire.

Si cette Liqueur purgative & vulnéraire est capable de faire un si grand
bien, quand on s'en sert en topique,
comme l'expérience de tous les jours le
prouve, on doit à plus forte raison en
attendre un merveilleux effet, lorsqu'on
la prendra en vomitif & en lavement.
Si elle a la faculté de guérir parfaitement toutes sortes de blessures, & les

membres pourris, par des ulcères dé-
goûtans, ou par des chancres &c. ce
qui n'arrive pas dans l'ufage des purgatifs de la méthode ordinaire, qui ne font
pas capables de guérir la moindre plaie,
de quelque manière qu'on les puiffe appliquer, on doit penfer avec raifon qu'elle
fera le meilleur de tous les remèdes
pour l'ufage intérieur du corps humain.
Il ne peut donc rien arriver de mieux
aux amis de la fanté, mais fur-tout aux
voyageurs expofés à mille dangers, que
d'avoir en petit volume un remède merveilleux, doué des plus grandes vertus,
avec lequel ils pourront prévenir les maladies, & guérir, pour ainfi dire, au moment toutes celles qui pourront leur arriver dans les voyages de long cours.

J'ai prévenu, par les démonftrations
anatomiques, l'objection des perfonnes fimples, ou prévenues mal-à-propos, qui doutent qu'un lavement &
un vomitif foient capables de produire de fi grands effets. Leur étonne-
ment doit ceffer abfolument, puifque
toute liqueur introduite dans le duodénum & le rectum, pour remonter &
pour defcendre, & s'introduire par le
méfentère & le méfocolon, par toute
l'habitude du fang, y produira l'effet

E v

qu'on attend des propriétés du remède
introduit.

Il ne me reste plus, qu'à faire
remarquer que la composition du remède, les simples & toutes les subf-
tances qui le forment, produifent une
Liqueur incorruptible, étant préparé
de façon qu'il ne peut que s'améliorer
en vieilliffant. Cette Liqueur réuffira
parfaitement dans les climats les plus
oppofés les uns aux autres : chez les peuples qui vivent fous la zône glaciale,
& encore plus chez les nations que le
foleil brûle & noircit par la vive ardeur de fes rayons ; & où, par cette
raifon, le danger eft beaucoup plus
grand, à caufe de la chaleur exceffive
qui caufe l'inflammation dans la bile,
dans le fang & dans les entrailles.

X I X.

Ce remède eft incorruptible ; on peut le
transporter dans les quatre parties du
monde. Son ufage pour les troupes, fur-
tout dans les régions méridionales, pour
les Nègres, & pour tous les animaux.

CE remède peut être tranfporté par
terre & par mer, fans rien perdre de fa

qualité, dans les régions les plus chaudes, & jusques sous la ligne. A l'égard des plus froides, il faut emballer avec un grand soin les caisses avec du foin bien comprimé, pour empêcher l'action de la gelée sur les phioles, qui les feroit certainement casser. Avec un si bon remède, on peut facilement, & avec peu de dépense, abbréger les maladies & sauver des milliers de malades, soit dans les Hôpitaux, ou dans les armées de terre ou navales, sans leur donner, pour ainsi dire, le tems d'entrer dans ces maisons où ils respirent pour l'ordinaire un air dangereux, capable d'augmenter leurs maladies parce qu'il est impur, étant rempli des écoulemens d'une multitude de malades infectés de toutes sortes de maladies, qui causent la mort aux moins robustes, & font ensuite périr les autres par la puanteur insupportable, & les exhalaisons dangereuses qui corrompent l'air en sortant de leurs cadavres. Il importe donc beaucoup plus qu'on ne peut le dire, de ne respirer qu'un air pur, sur-tout lorsqu'on est malade; parce que le bon air nous garantit contre les atteintes des maladies. *Est in aëre occultus vitæ cibus, & vita omnium rerum*, dit un

E vj

Philofophe. Cette nourriture cachée,
cette manne qui arrofe fans ceffe toutes
les parties de l'univers, qui leur donne
une nouvelle trempe, qui fait toutes les
végétations, les productions, l'accroiffement & la multiplication des corps,
eft dans l'air; & l'air eft, pour ainfi
dire, l'eftomac de la grande machine, d'où
découle le chyle univerfel, lequel eft
plus connoiffable en certains endroits
de la terre que dans d'autres.

Cette affaire étant de la plus grande
utilité pour le bien d'un Etat, doit exciter d'attention la plus férieufe. Dans
les dernières guerres, tous les Officiers
qui s'en font fervis, & qui en ont donné à leurs foldats, en ont éprouvé les
merveilleux effets; il leur a rendu la
fanté, & des forces capables de les
faire réfifter aux fatigues qu'ils étoient
obligés d'effuyer, & aux incommodités
des voyages. Avec ce feul remède,
on peut guérir promptement des armées attaquées de flux de fang, diffen-
téries, fièvres, & toutes maladies
épidémiques & peftilentielles qui dé-
peuplent la terre. C'eft le fort cruel de
tous les hommes d'être fujets aux
infirmités, & l'on ne peut trop dire à
combien d'accidens mortels on eft ex-
pofé, lors même qu'on jouit de la meil-

leure santé. Le plus grand calme est
toujours l'indice d'une affreuse tempête:
les jeunes & les vieux, les forts comme les foibles, & ceux qui sont bien
ou mal constitués, sont tous du même
âge, dès le moment qu'ils sont sujets
à périr par un simple accident qui les
arrête au milieu de leur carrière: une
simple indigestion devient quelquefois
mortelle, quand on ne sçait pas la traiter. Quelqu'un sur-tout qui est en voyage, qui se trouve incommodé au sortir d'un repas, par la quantité ou la
mauvaise qualité des alimens, ou des
boissons dont il n'aura pas eu le choix,
sera guéri tout de suite par cette Liqueur précieuse, s'il la prend d'abord
en lavement comme je l'ai indiqué, &
ensuite en vomitif. Le danger de la maladie cessera au premier remède, & le
voyageur pourra continuer sa route,
comme cela est arrivé plusieurs fois,
à moins qu'il n'y ait complication de
maux, ou qu'il survienne des sueurs
abondantes qui ne permettent pas de
sortir de la chambre. Les soldats sont
pour l'ordinaire des hommes robustes &
courageux; malgré cela, on en fait assez
souvent des hommes très-foibles & incapables de servir l'Etat, à force de

les exténuer par une diette rigoureuse.
Il faut se servir des remèdes qui
attaquent la véritable cause des maladies ; & c'est le propre de cette Liqueur , qu'on doit certainement regarder comme un remède d'Etat , par
la grande utilité que les Souverains
peuvent en tirer pour procurer une
prompte guérison à leurs sujets dans les
calamités publiques , sur-tout dans les
pays affligés de la peste , & de toutes
autres maladies épidémiques qui attaquent également les armées de terre
& de mer , où les gens de guerre peuvent encore guérir leurs blessures sans
le secours des Chirurgiens , lesquels
étant trop occupés dans un jour d'action,
pourront donner leurs soins avec plus
de facilité aux plus malades. La plus
légère blessure devient mortelle , si elle
n'est pas bientôt pansée ; & c'est pour
ceux-là que cette Liqueur vulnéraire
sera d'une très-grande utilité, en leur faisant trouver dans un seul remède qui
a de si grandes propriétés , une Liqueur
salutaire qui opérera en très-peu de
tems la guérison de leurs blessures ;
& par ce moyen ils reprendront leurs
service sans être affoiblis , & ils éviteront d'aller à l'Hôpital , où ils sont pour

l'ordinaire infectés par le mauvais air qu'ils y respirent ; ce qui leur cause souvent des maladies mortelles. Il est aisé de comprendre que ce remède est des plus utiles qu'il y ait dans le monde , pour les Souverains & pour les habitans de tous les pays de la terre , auxquels il rendra la santé dans toutes sortes d'accidens , s'ils sçavent s'en servir à propos.

Ce remède , qui est souverainement anti-scorbutique , a rendu tant de service aux marins qui sont instruits de ses vertus par ses bons effets, qu'ils n'entreprennent plus de voyage sans en faire leur provision , pour ne se pas trouver au dépourvu dans un accident pressé. Ces mêmes vertus ont pénétré dans plusieurs Colonies , où je fais parvenir le remède quand on le demande. Il est tout-à-fait propre à la guérison des maladies , dans les régions les plus chaudes ; & les différens avis que j'en ai reçus , m'ont appris que c'est de tous ceux qu'on y emploie , celui qui réussit le mieux. Je serois infini, si je voulois détailler le nombre surprenant de guérisons qu'il a procurées. On me marque sur-tout , qu'il est analogue à la nature des Nègres : on n'emploie dans toutes

leurs maladies que ce seul remède en
laxement & en vomitif, & ils se trouvent guéris des fièvres, des indigestions
& des hydropisies, auxquelles, sur le
retour, & à l'entrée de la vieillesse, ils
sont sujets. Je n'hésite pas de dire que
pour leur pleurésie & pour quelqu'autre
maladies dont ils guérissent peu, ou dont
ils guérissent mal, je ne refuserai pas
de fournir à leurs maîtres d'autres remèdes à part, dont le secours leur rendra promptement la santé, & leur travail doux & supportable.

Observations générales sur les maladies.
Méthode de l'Auteur.

J'AI dû expliquer les propriétés de
mon remède, & pour cet effet décrire en substance la composition méchanique de notre fragile individu, en
ce qui concerne les canaux où il doit
être introduit, & qu'il doit parcourir.
Je n'ai parlé que des conduits apparens
destinés au passage des liqueurs, sans
entrer dans la description des fibres,
des vaisseaux, & sur-tout de ceux dont
le diamètre monte à peine à la dixiè-

me partie d'un chevel, & qui se subdivisent encore tellement qu'il s'en faut bien qu'on ait encore tout découvert en Anatomie. Je n'ai point parlé du cerveau, du cervelet, ni de la moelle allongée & spinale, dont la substance corticale est le principe des nerfs. Ces corps fibreux, destinés à porter les esprits animaux dans toute l'habitude de la machine pour le sentiment, le mouvement, & la force : ces esprits, & les liqueurs destinées à la nourriture & à l'entretien de tout le genre nerveux, les sucs qui nourrissent les os : cette charpente mobile, ingénieuse, & admirable de tout l'édifice, dont la souplesse dans ses ressorts, & dans cette grande variété d'articulations, n'est entretenue que par une lymphe qui les arrose sans cesse, en lubrifiant tous les cartilages : ces liquides différens diversement modifiés par les glandes qui leur sont propres, & ceux qui ont des laboratoires à part pour la génération dont on admire les merveilles, sont de bonne ou de mauvaise qualité, selon que le chyle & le sang sont bien préparés par des sécrétions louables, qui leur conservent la douceur & le balsamique essentiels à leur nature ; encore

furvient-il des accidens, dont le meilleur fang ne garantit point. Le ferment
vérolique, ou le ferment fcrophuleux
des écrouelles, qui altère & corrompt
tout jufqu'aux folides, font des ennemis que nos pères nous ont quelquefois donnés avec la vie, ou que nous
nous faifons par notre intempérance,
& qui font fi redoutables; puifqu'ils
carient fouvent les os. Ceux-là font plus
faciles à vaincre, quand nous travail-
lons à les combattre auffi-tôt qu'ils
font apperçus. Entrer fur tous ces
points dans un détail méthodique, ce
feroit entreprendre un ouvrage immenfe, qu'on auroit peine à fuivre, tout
curieux qu'il fût; entr'autres fur les
terribles effets de l'épileplie, & de toutes les maladies des nerfs & du cerveau, dont les caufes font les plus cachées. La plus grande fpéculation n'y
peut rien découvrir que par conjectu-
res; & par une feconde fatalité, les
moyens de guérir de ces maux funeftes font auffi difficiles jufques-ici, que
les découvertes de leurs caufes font rares; parce qu'elles font cachées, quoiqu'on n'en voie que trop les accidens
qui paroiffent quelquefois furnaturels.

Je me fuis attaché à pénétrer dans

ces causes autant que je l'ai pû ; & de
mes découvertes en ce genre, appliquant celles que je puis posséder de la
nature des simples, qui sont les dons
inestimables de la Providence, j'ai cal-
mé, j'ai souvent dissipé les plus tristes
& les plus douloureux accidens de l'épilepsie, quand je n'ai pu guérir radicalement. Mais à l'égard des écrouelles,
du mal de Naples, & d'autres maladies
aussi fâcheuses, & d'un genre rebèle,
où il faut autant de patience que d'application dans le Médecin, avec des
remèdes propres à leur cure, j'ose dire
qu'il m'en est peu échappé, & que j'ai
guéri, toutes les fois que le sujet n'a
point été entièrement épuisé, ou par
le vice de sa constitution, ou par des
traitemens qui n'avoient fait que pallier
le mal, en laissant subsister sa cause, qui
par - là avoit croupi, & fait des progrès intérieurs impossibles à déraciner.

*Exemple étonnant de guérison d'une
maladie scrophuleuse compliquée.*

Il faut donc que, par un seul exemple sur les écrouelles, je justifie ce que
j'avance. En général, je ne veux point
cacher que dans mes préparations en

toutes cures , où il y a soupçon d'engorgement dans les vaisseaux , amas de
glaires , fermens vicieux dans l'estomac,
& dans tout le conduit intestinal , le
remède en question est le premier mis
en usage , par la raison qu'il fait toujours du bien , qu'il ne peut jamais
nuire dans une seule occasion , & qu'il
n'emporte aucun tems précieux , dont
le Médecin prudent est toujours avare,
se mettant sans cesse à l'affut de certains momens favorables , à l'effet des
remèdes ; qui , s'ils échappent , sont souvent irréparables.

La Demoiselle *** âgée de sept ans,
avoit l'honneur d'être sous la protection de S. A. R. E. Madame l'Electrice
de Bavière. A l'âge de quatre ans , les
écrouelles se manifestèrent dans cet enfant ; & firent tout-a coup les plus
grands progrès , non pas selon la route
ordinaire que tient cette maladie dans
ses commencemens. Le siege de la maladie occupoit sur tout la cuisse gauche
immédiatement au-dessus du genou ,
& de-là , en remontant jusqu'à la naissance. S. A. R. E. Madame l'Electrice
donna des ordres pour sa guerison. Tout
fut mis en usage , & on épuisa les ressources de l'art sans aucun succès. On

fir enfuite voyager la malade dans
plufieurs Villes confidérables. L'enfant
fe caffa la jambe gauche à Vienne. Les
bontés de l'Auguste Souveraine, fa pro-
tectrice, & l'amour des père & mère,
pour leur fille, ne fe refroidirent point.
On entreprit le voyage de Paris fous
une protection auffi illuftre, qui pro-
cura immédiatement celle de Madame
notre Auguste DAUPHINE. Le fujet fut
d'abord préfenté à M. Chicoyneau,
premier Médecin du Roi. Sur l'infpec-
tion du fujet, il médita, il conféra
avec les plus fçavans hommes dans la
Médecine. Il mit en ufage, pendant plufieurs mois, les meilleurs remedes, fans
procurer le moindre foulagement à la
malade, qui étoit réduite à la dernière
extrémité. Alors M. Chicoyneau, convaincu par fes lumières & par fon expérience, qu'il n'étoit plus poffible d'efpérer aucun foulagement, & encore
moins la guérifon, fe détermina à donner fa confultation que j'ai en original,
& dont le réfultat fut l'amputation de
la cuiffe, que les plus habiles Médecins,
& Chirurgiens de plufieurs Cours
avoient déja ordonnée avant lui, quand
on les confulta dans un état moins défefpéré. On regarda dès ce moment,

& comme de raifon , le fujet trop foible, pour foûtenir cette cruelle opération ; dans laquelle la jeune malade
auroit certainement péri , puifque tant
d'autres , dans une moindre extrémité ,
& quoique beaucoup plus forts , y
fuccombent tous les jours. Cependant la
mort la plus prochaine de la jeune Bavaroife s'annonçoit. Il n'y avoit plus
rien à efpérer felon les Maîtres de l'art,
par les derniers progrès du mal, qui
avoit réduit cet enfant dans un état
de marafme affreux. La chaleur &
l'âcreté de l'humeur fcrophuleufe s'é-
toient principalement jettées fur la cuiffe
gauche, au - deffus du genou ; du refte
circulant avec le fang, cette humeur
affectoit toute l'habitude du corps, &
par tous les indices qu'on avoit, l'ozè-
ne du nez alloit fe manifefter ; ainfi
que l'ophthalmie , l'ægilops ; en un
mot tous les ulcères & les tubercules
qui fe manifeftent aux yeux, à la bouche & aux jointures. Les douleurs cependant étoient aigues & continuelles ;
point de repos , point de nourriture
que le fujet pût prendre ou digérer.
L'eftomac ne faifoit prefque plus fes
fonctions : c'étoit un cri continuel. Cette
humeur âcre & farouche avoit infecté

les fucs. Le genre nerveux s'étoit retréci & défféché, au point que le talon du pied gauche étoit adhérent à la fesse; & la totalité de cette partie se trouvoit dans un amaigriffement tel, qu'il y avoit une mortification apparente, d'où je jugeai que l'humeur étoit compliquée, fchirrheufe, cancérique, fcorbutique, dominée par l'affection fcrophuleufe. Il ne s'agiffoit point ici de fimples tumeurs aux glandes conglobées; car toutes les glandes, & celles du méfentère, les mufcles, les tendons, leurs membranes, les vifcères, tout étoit attaqué; & par rapport aux os, nous avions un *fpinofa ventofa* complet, c'eft-à-dire, des os cariés. M. Chicoyneau, & tous les autres Médecins l'avoient ainfi jugé, puifqu'ils ordonnoient l'amputation de la cuiffe, fans ofer en venir à l'éxécution, à caufe de l'extrême foibleffe du fujet, réduit à une fi grande extrémité dans la faifon la plus fâcheufe de l'année.

Tel étoit l'état pitoyable de la malade, qui par fes cris perçans, & l'excès de fes fouffrances, touchoit les plus infenfibles. Lorfqu'on s'adreffa à moi pour la foulager, je ne refufai point de lui donner par humanité quelques remèdes. En deux jours, les douleurs qui la dévoroient depuis si long-tems, furent calmées. Je me bornai au simple soulagement, & je ne voulus rien donner davantage : non qu'avec un cœur, comme le mien, facile à s'attendrir sur le sort des malheureux qui souffrent, je ne fusse touché d'un état si fâcheux ; mais je voyois d'un côté une maladie affreuse, déja l'écueil de tant d'habiles Médecins & Chirurgiens, qui m'annonçoit la fin prochaine de cette jeune personne. De l'autre, je n'envisageois que des soins extraordinaires, longs & pénibles, sans pouvoir me flater de la guérison certaine, dans le danger évident où je voyois la malade précipitée, par les variations inexprimables d'une maladie aussi bisarre dans ses effets, que dangereuse dans ses causes ; ce qui me décida à ne vouloir pas me charger de la guérison : je me bornai donc à calmer les douleurs aigues.

On le sçut bien-tôt à la Cour de Munich. S. A. R. E. Madame L'ELECTRICE de Bavière, & Madame notre Auguste DAUPHINE, daignerent me donner des ordres directs & précis, pour tenter cette cure laborieuse & désespérée.

Quand je fus rendu certain que Son
A. R.

A. R. E. Madame L'ÉLECTRICE de Bavière ne dédaignoit pas de marquer de la sensibilité pour un de ses sujets, & qu'une si puissante Souveraine, ainsi que Madame notre Auguste DAUPHINE, désiroit avec tant de bonté la guérison d'une jeune fille, aimable en effet; alors, je l'avoue, mon zèle s'enflamma par le désir extrême que je sentis naître aussitôt en moi, & que je conserverai toute ma vie, d'obéir dans le plus profond respect aux ordres précis de deux grandes Princesses, dont le choix me flata infiniment. Je pensai avec raison, que les plus froids se feroient embrasés, comme moi, de l'envie de plaire & de réussir. Je n'ignorois pas les dangers pressans de la jeune malade, qui s'annonçoient assez par l'abandon de tant d'habiles gens.

Accoutumé à traiter avec un succès heureux les maladies les plus difficiles (*), je me persuadai, en méditant, que je pourrois procurer la guérison à la ma-

---

(*) J'ai été consulté dans différentes occasions, de la part de plusieurs Têtes couronnées; dont j'ai éprouvé les libéralités, après avoir été honoré de leurs estime par plusieurs Lettres, que leurs Ministres m'ont fait l'honneur de m'adresser de leur part.

F.

lade, & vaincre tous les obstacles. Convaincu que du côté de la nature, il restoit encore des ressources, dont l'art pourroit tirer un bon parti, j'ai compté sur la vertu de mes remèdes, qui tendent toujours, tant que le sujet respire, à déraciner les maladies les plus rebèles, & rappellent souvent les malades des portes de la mort. Dieu a mis une si grande vertu, dans les plantes qu'il a créées, qu'avec leur usage, on peut, quand on sçait les connoître & s'en servir à propos, guérir toutes les infirmités du corps. Il n'y a personne qui n'en soit convaincu. Ovide même, tout Payen qu'il étoit, en fait un bel éloge, dans le premier livre de ses Métamorphoses, en faisant parler de la sorte son Apollon:

Inventum Medicina meum est, opiferque
     per orbem
Dicor, & herbarum subjecta potentia nobis.

Je suis l'inventeur & l'ouvrier de la Médecine; la force des plantes dépend de moi.

Esculape, fils d'Apollon, est l'autre Auteur de ce même art, où il excella à ce point qu'il fit, dit-on, revivre Ap-

Arogée, fils de Minos. Properce & Sérénus en parlent ainsi :

Et Deus extinctum Creffis Epidaurius her-
bis
Reftituit patriis Androgeone focis.
Tuque potens artis, reduces qui tradere
Nofti, atque in cœlum manes revocare
sepultos.

*C'est avec les herbes de Crête, que
le Dieu d'Epidaure a reffufcité Andro-
gée. O Dieu, que ne pouvez-vous pas
dans l'art de guérir ! Vous pouvez rendre la vie aux morts, vous pouvez rappeller leurs mânes du sépulchre.*

La petite Bavaroise n'étoit pas morte,
mais elle n'en valoit guères mieux. Il
lui falloit un prompt secours, sinon
avec les herbes de Crête, au moins
avec celles qui croissent tous les jours
dans nos climats, pour justifier la confiance d'une Auguste Souveraine, & de
sa Royale Sœur, & pour me mettre
aussi dans le cas d'éprouver, après la
guérison, les effets de leur puissante
protection, selon leurs promesses. Il
falloit d'abord, en la fortifiant, conserver la vie de la jeune malade réduite à la dernière extrémité; & pour

faire briller les miracles de notre art
fous les yeux de la Cour de France,
& de celle de Munich, donner à cette
malade fi protégée une bonne fanté,
en brifant fes liens, en rompant l'obftacle
jufqu'alors invincible qui s'y oppofoit.
Mon zèle refpectueux ne put me faire
trouver rien d'impoffible : j'ai tout furmonté avec le tems. J'avois une parfaite
connoiffance de la maladie, & à ma dif-
pofition le tréfor précieux des meilleurs
remèdes de ma compofition, pris dans
le règne végétal. Je ne pouvois faire
un meilleur ufage de ces richeffes cham-
pêtres, qu'en les prodiguant à pleines
mains pour le rétabliffement d'une malade confiée à mes foins, par les ordres
d'une puiffante Souveraine, & de Madame notre Augufte DAUPHINE. Ce dépôt m'étant devenu d'un grand prix,
j'ai faifi avec feu l'occafion de prouver l'ardeur de mon zèle qui ne put
fouffrir nul retardement : j'ai volé
au fecours de la malade, j'ai mis
tout en ufage pour la défendre avec
le plus grand foin de l'oppreffion de
l'ennemi cruel qui l'accabloit. Je me
fuis livré tout entier au falut de cette
fille infortunée. Le défir de plaire eft
un aiguillon preffant, il m'a fait entreprendre la cure d'une cruelle mala-

die. Elle étoit difficile, j'en conviens ;
mais je n'étois pas fans efpérance, me
perfuadant que Dieu ayant donné le
droit à toute créature de parvenir jufqu'à la vieilleffe la plus reculée, fes
jours pouvoient être confervés fans en
voir la fin fi près de leur commencement. J'ai agi, j'ai veillé, j'ai réfléchi
bien des fois fur ce fujet, tout défefpéré,
tout abandonné qu'il étoit. Il a fallu,
dans les premiers momens, m'attacher
à vaincre deux difficultés ; l'extrême
foibleffe de l'enfant, dont le tempérament étoit ruiné par l'ufage immodéré des autres remèdes depuis la naiffance de fon mal prefqu'auffi âgé
qu'elle ; & la répugnance naturelle aux
malades pour les remèdes en général.
L'enfant, quoique rebuté, prit les miens
avec courage, & beaucoup d'empreffement, à caufe des bons effets qu'elle
en éprouvoit chaque fois, & avec une
confiance raifonnée au-deffus de fon
âge, foûtenue d'un efprit & d'un juge-
ment prématuré, qui font rangés en
Médecine entre les diagnoftics des maladies.

L'ufage réitéré de mes remèdes donna bien-tôt des progrès fenfibles. En
ranimant fon courage abbatu, ils firent

naître l'espérance d'une guérison radicale. J'eus l'honneur d'en informer les
deux grandes Princesses, selon leurs
ordres ; elles eurent la bonté de m'en
marquer la plus grande satisfaction, en
m'ordonnant de continuer, puisque
j'avois si bien commencé. *Quidquid ope-*
rari poteſt manus tua, inſtanter operare.
Continuez à faire tout le bien que vous
pourrez selon votre état. *Ecclef.* 9. 10.

Cette cure faisoit un si grand bruit
dans le monde, soit par la Royale
protection dont la malade étoit hono-
rée, soit par la nature d'une maladie
aussi difficile, qui avoit occasionné de
longs voyages pour chercher la guérison, qu'elle attira chez moi beaucoup
de curieux. Après avoir vu tous les
dangers de la malade, ils ont été frap-
pés d'admiration, en la voyant chaque
jour revenir par dégré, à mesure que
j'augmentois ses forces en attaquant le
membre le plus affecté avec mes remèdes ; j'eus bien-tôt sans ferremens, dont
je ne permets point l'usage dans ma méthode, une ouverture jusqu'à l'os fé-
mur, quelque difficile qu'il paroisse en
Chirurgie de se faire jour jusque-là,
sur-tout près du jarret. L'enkilose qui
s'étoit formée au genou, fut aussi per-

cée de part en part ; & par les matières albugineuses que la fluctuation nous
donna par ces deux issues, il demeura
certain qu'avec la mauvaise disposition
des nerfs, l'os étoit absolument pourri
dans la plus grande partie de sa lon-
gueur. Tout étoit corrodé dans les membranes ; les têtes des os se séparoient,
le suc médullaire étoit vicié, & il avoit
rongé les fibres ; il y avoit solution au
périoste. Une sanie purulente & sordide
succéda ; les lèvres des ulcères étoient
calleuses, la moëlle corrompue fut éva-
cuée, & l'os s'exfolia dans toute l'habitude affectée. Après un tems considérable d'un écoulement de pus, qui
à la fin n'avoit plus d'odeur, & qui
devint doux & louable, les grains char-
nus se manifestèrent du fond de la plaie.
Je laissai consolider, & je cicatrisai, tenant toujours l'enkilose en suppuration.
Je soutins les purgatifs, qui rendoient
toutes les voies libres, & donnoient de
nouvelles forces à la malade au-lieu
de l'affoiblir ; & quand l'os exfolié fut
réparé par une substance à-peu-près
solide comme de la cire vierge, les
douleurs dissipées, le sommeil, l'appétit, l'embonpoint se manifestèrent,
l'enfant reprit sa gaieté, les sucs ner-

F iv

yeux ayant été corrigés, dès le commencement de la cure, les nerfs de
cette partie reprirent leur étenduë,
quoiqu'avec une extrême lenteur. Après
un tems considérable, l'enfant, commença à avoir le mouvement libre,
depuis l'orteil jusqu'à la hanche, qui
s'est fortifié chaque jour par la réitération des remèdes.

A l'égard des collyres, même dans
les ophthalmies scrophuleuses aux yeux,
je ne conçois point comment certaines
personnes ont pû imaginer qu'il fût difficile de les rendre repercussifs, résolu-
tifs & detersifs dans les différens degrés
de la maladie. Ces sortes d'applications
externes ne paroîtront jamais aux gens
de l'art, que le moindre degré de connoissance & de pratique médicale.

De simples écrouelles près les mus-
cles mastoïdiens, & dans toute la ré-
gion du col, leur siége le plus ordinaire, & celles qui se manifestent aux
articles & jointures, ne sont rien quand
elles sont récentes. Je dégorge les glandes par les couloirs naturels, & ne leur
permets guères de venir à suppuration.

Quand la maladie est avancée par
le désordre des ouvertures, je fais ex-
tirper sans ferremens, même dans le

tas des phlegmons, c'est-à-dire, quand
il y a inflammation, & qu'on craint le
cancer. Dans ma méthode, la profondeur des tumeurs, leur voisinage des
gros vaisseaux & des nerfs est indiffé-
rent, ainsi que leurs queues du sinus,
parce que leur extirpation, ainsi que
celle du cancer, qui est une maladie si
terrible chez le sexe, & pour laquelle
j'ai des remèdes certains, ne se fait
point par le fer, ni de vive force ; &
ayant extirpé avec mes remèdes celui
qui paroît, je ne crains point qu'il en
renaisse un autre, puisque dans toute
occasion j'attaque toujours le mal dans
son principe, & j'en détruis la cause.
A l'égard de la maladie compliqué;
que je décris, & qui étoit si difficile
comme la malade, qui perdoit peu à
peu ce nom, alloit tous les jours de bien
en mieux, & que tout prospéroit au
gré de mes désirs ; je rendis compte
très-souvent à S. A. R. & E. Madame
L'Electrice de Bavière, & à Madame
notre Auguste Dauphine, selon les ordres positifs que j'en avois reçus (comme
on le verra par les Lettres suivantes,)
des nouveaux progrès que nous avions,
consolans pour la malade qui ne souf-
froit plus ; étonnans pour les grandes

E v

Princesses, par rapport à l'état affreux & désespéré où je l'avois prise. Etat qui avoit touché une puissante Souveraine, ainsi que notre Auguste DAUPHINE, toujours sensibles pour les malheureux. État enfin dont j'étois pénétré moi même, ayant vû la malade pour la première fois dans des souffrances & un dépérissement difficile à exprimer, & tel qu'il excitoit la compassion de ceux qui la voyoient souffrir.

C'est ainsi que s'exprime M. le Maréchal De la Farre, Chevalier d'honneur de Madame LA DAUPHINE, dans quelqu'une des Lettres qu'il m'a fait l'honneur de m'écrire de la part de cette Auguste Princesse.

A Versailles, le 10 Mai 1752.

» Madame LA DAUPHINE ayant été
» informée, Monsieur, que vous avez
» bien voulu entreprendre la guérison
» de la Demoiselle *** Bavaroise, qui
» lui a été fort recommandée par son
» A. R. Madame L'ELECTRICE sa sœur,
» & à laquelle l'une & l'autre ont déja
» été de quelque secours, m'a chargé
» de vous faire sçavoir de sa part,
» qu'elle s'intéresse infiniment à l'état

» de cette petite malheureuse, & que
» vous lui ferez plaisir de m'informer
» de tems en tems du progrès que fe-
» ront vos remedes.

Je suis très-parfaitement, Monsieur,
Votre &c.

Signé, Le Maréchal De la Farre.

A Versailles, le 1. Juin 1732.

» Il y a déja quelque jours, Monsieur,
» que j'ai reçu la Lettre que vous avez
» pris la peine de m'écrire le 27 du
» mois passé : mais comme je voulois
» la faire lire toute entière à Madame
» La Dauphine, j'ai différé quelques
» jours à vous en accuser la réception,
» & à vous remercier de ce qu'elle
» contient. Madame La Dauphine en a
» été aussi extrêmement contente, &
» m'a chargé de vous mander qu'elle
» vous sçavoit très-bon gré de la cha-
» rité que vous exerciez en cette occa-
» sion, & que ce seroit avec plaisir
» qu'elle vous donneroit dans celles
» qui pourroient se présenter, des mar-
» ques de sa protection.

Je suis très-parfaitement, Monsieur,
Votre &c.

Signé, Le Maréchal De la Farre.

F vj

» DAUPHINE, l'aura vûe, & je me chargé

A Versailles, le 5 Août 1752.

» J'ai reçû, Monſieur, la Lettre que
» vous avez pris la peine de m'écrire,
» avec celle qui y étoit jointe, qui
» vous a été adreſſée au nom de ſon
» A. R. E. Madame L'ELECTRICE de Ba-
» vière. Je n'ai pû encore en faire l'uſa-
» ge que vous déſirez, Madame LA
» DAUPHINE étant trop occupée de la
» maladie de Monſeigneur LE DAUPHIN,
» qui d'ailleurs eſt dans un très-bon
» état actuellement, & tel qu'on peut
» le déſirer.

» Mais je ne laiſſerai pas ignorer à
» cette grande Princeſſe votre zèle, &
» lui ferai lire les deux Lettres, dès
» qu'elle pourra être en état de le faire.
» Je ſerai toûjours bien charmé des
» occaſions où il y aura lieu de vous
» marquer que je ſuis très-parfaite-
» ment, Monſieur,

　　　　　　　Votre &c.

　　Signé, Le Maréchal DE LA FARRE.

» J'aurai ſoin de vous renvoyer la
» Lettre de S. A. R. E. Madame L'ELEC-
» TRICE de Bavière, lorſque Madame LA

» DAUPHINE l'aura vuë, & je me charge
» avec un vrai plaifir de.. »..

A Versailles, le 16 Août 1752.

» D'abord que Madame LA DAUPHINE
» a été un peu revenue à elle, Mon-
» fieur, je lui ai fait part de votre Let-
» tre & de celle qui vous a été écrite
» de la part de S. A. R. E. Madame
» L'ÉLECTRICE de Bavière. Elle a vu avec
» un grand plaifir tout ce qu'elles con-
» tiennent toutes deux, & combien
» vous marquez d'attachement pour
» Monfieur LE DAUPHIN.

» Je ferai toujours bien charmé de fai-
» re valoir dans toutes les occafions,
» l'attachement que vous témoignez
» pour Madame LA DAUPHINE, & pour
» tout ce qui peut lui plaire, étant
» très-parfaitement Monfieur,
Votre &c.
Signé, Le Maréchal DE LA FARRE.

J'ai plufieurs autres Lettres de Monfieur le Maréchal, qui prouvent toute
l'eftime dont ce Seigneur m'a honoré.
Les deux Lettres fuivantes font de
M. le Marquis De Saffenage, Brigadier

des armées du Roi, Chevalier de ſes
Ordres, & Chevalier d'honneur de Madame LA DAUPHINE. Elles renouvellent
les ordres de cette Princeſſe pour la guériſon de la Demoiſelle ***.

A FontaineBleau, le 20 Octobre 1752.

» Il ne m'a pas été poſſible, Mon-
» ſieur, de rendre compte plutôt à Ma-
» dame LA DAUPHINE, des Lettres que
» vous m'avez écrites au ſujet de Ma-
» demoiſelle de ***. Cette Princeſſe me
» charge de vous mander de conti-
» nuer vos ſoins & vos remèdes pour
» la cure de la maladie de la Demoi-
» ſelle de ***, & d'en informer exac-
» tement la Cour de Munich, comme
» vous avez fait ci-devant. Il ſera né-
» ceſſaire auſſi que vous preniez la peine
» de m'informer de la réuſſite de vos
» remèdes, & j'en rendrai compte auſ-
» ſitôt à Madame LA DAUPHINE. Je ſe-
» rai très-aiſe de trouver les occaſions
» à vous prouver les vifs ſentimens
» avec leſquels je ſuis, Monſieur,

Votre &c.

Signé, SASSENAGE.

A Versailles, le 28 Décembre 1752.

» J'ai reçu, Monsieur, la Lettre que
» vous m'avez écrite le 21 de ce mois,
» j'en ai rendu compte à Madame LA
» DAUPHINE. Je crois très-convenable
» que vous veniez ici avec Mademoi-
» selle de ***, quand elle sera parfaite-
» ment guérie : je désire fort de trou-
» ver des occasions de vous marquer
» les sentimens avec lesquels je suis,
» Monsieur,

Votre &c.

Signé, SASSENAGE.

A Versailles le 20. Décembre 1754.

» J'ai fait voir à Madame LA DAU-
» PHINE, Monsieur, le Décret de pre-
» mier Médecin du Corps de Son Al-
» tesse Royale & Electorale, qui vous
» a été envoyé par L'ELECTEUR de Ba-
» vière. Elle m'en a paru très-satisfaite,
» & elle sera très-aise de vous donner
» dans les occasions qui se présenteront,
» des marques de sa protection.

» Quant à la . . . .
. . . .
» je vous prie d'être bien persuadé des

» vifs sentimens avec lesquels je suis
» plus que personne, Monsieur,

Votre &c.

Signé, SASSENAGE.

A Munich, le 20. Juillet 1752.

» Madame l'ÉLECTRICE, Monsieur,
» en me remettant la Lettre du 19 Juin
» que vous lui avez écrite, pour lui
» rendre compte de l'état actuel de la
» malade à laquelle vous avez bien
» voulu donner vos soins, & des pro-
» grès qu'ils ont eu jusqu'à présent,
» m'a ordonné de vous mander de sa
» part, qu'elle en a vu le détail avec
» plaisir, & que lorsque S. A. R. E. a sçu
» la petite de *** entre vos mains,
» elle s'est attendue à ces heureux suc-
» cès, par la connoissance que nôtre
» puissante Souveraine a de vos talens
» & de la réputation qu'ils vous ont
» acquise. La charité & la pitié sont
» les motifs qui l'ont fait intéresser au
» sort de cet enfant ; & cette grande
» Princesse, qui se plaît à rendre une
» main bienfaisante à tous les malheu-
» reux, n'a pu apprendre la situation
» où cette jeune fille étoit réduite, sans
» en être touchée. Elle l'a recomman-

» dée à Madame LA DAUPHINE sa sœur,
» & vous sçait un gré infini de la viva-
» cité avec laquelle vous avez entrepris
» & suivi sa guérison, qu'il semble que
» la Providence vous ait réservé pour
» donner ce nouvel éclat à vos talens.
» Et S. A. R. Electorale, pour vous
» marquer en particulier sa satisfaction,
» vous assure de sa protection, & que
» dans les occasions elle sera toujours
» disposée à vous en faire sentir les
» effets.

» J'ai l'honneur d'être avec une par-
» faite considération, Monsieur,

Votre &c.

Signé, LALANDE.

Gentilhomme ordinaire, Sécrétaire
du Cabinet pour les affaires étran-
gères de S. A. R. Electorale de Bavière.

Il seroit inutile de parler ici des autres Lettres que j'ai reçues à ce sujet ;
celles-ci font plus que suffisantes pour
faire voir, & les ordres réitérés que
j'ai reçus pour la guérison de cette malade abandonnée, & la satisfaction de
ces grandes Princesses, aussi-tôt qu'elles
apprirent l'éloignement du danger, &
que l'espoir d'une cure radicale lui suc-

céda. Cet espoir animoit vivement l'ardeur que j'avois de réussir, afin de mériter de si grandes protections. La maladie que je combattois, vouloit être suivie pié à pié sans interruption ; il falloit lui opposer sans cesse les meilleurs remèdes : elle avoit conservé son terrein avec la dernière opiniâtreté. Je sçavois par l'expérience, qu'on ne lui en fait perdre que bien peu par les plus grands combats, & que je ne pourrois entièrement vaincre cette ennemie que par la méditation, les soins & la constance. Peu-à-peu j'essayai la malade : la partie affligée porta d'abord le poids du corps, ensuite elle marcha dans la chambre ; au bout d'un autre tems, elle monta & descendit les dégrés de ma maison, puis elle porta de petits fardeaux, comme une chaise de canne, d'un endroit à un autre. Ses parens émerveillés obtinrent de moi d'envoyer leur enfant à la campagne, dans un air que je leur désignai. Leur impatience les guida à Choisi-le-Roi, où étoit Madame LA DAUPHINE, pour la remercier de ses bienfaits. Elle retourna à la campagne : l'air pur & vif qu'elle y respiroit, lui faisoit tout le bien que j'en attendois. Elle fut encore se mettre sous les yeux de Madame LA DAUPHINE à Versailles, afin de remercier une seconde fois cette Augufte Princeffe, d'avoir daigné s'intéreffer à fes jours. Elle y refta une partie de l'été fous les yeux de la Cour, d'où elle partit enfuite pour retourner à Munich, où elle arriva dans la meilleure fanté, fans avoir eu la moindre incommodité des fatigues d'un voyage fi long. De retour dans fa patrie, fon premier foin fut d'aller fe jetter aux pieds de fon Augufte Souveraine, fi digne du Thrône & de l'immortalité, afin de la remercier de fes royales bontés, & de la prolongation de fa vie, qui ne fera déformais employée que pour offrir fans ceffe des vœux au Ciel pour la confervation des jours précieux de l'Augufte Souveraine, qui ne règne fur les Bavarois que pour les rendre heureux.

S. A. R. E. Madame L'ELECTRICE voyant la malade rétablie felon fon attente, daigna regarder d'un œil de bonté mon empreffement zélé & refpectueux à remplir fes ordres, & ceux de Madame LA DAUPHINE. Mille & mille fois fatisfait d'avoir réuffi dans l'objet important pour lequel j'avois été employé; voyant la jeune malade en pleine fanté

té, dont elle jouit depuis plusieurs années ; je peux dire à présent qu'il semble en effet, selon l'expression de la
Cour de Munich ; *que la Providence
m'avoit réservé sa guérison.* Je n'ai eu
rien de plus à cœur ; que d'en saisir
l'occasion ; j'en ai ressenti la plus grande
satisfaction. En commençant par obéir,
je me suis satisfait moi-même ; c'est le
droit du cœur. Cette satisfaction s'est
accrue, en prouvant à deux grandes
Princesses toute l'étendue de mon zèle
respectueux. J'ai employé mes moyens
selon leurs désirs ; leur Royale volonté
a toujours fait ma loi ; je n'ai rien
épargné ; j'ai prodigué sans cesse mes
peines & mes soins, afin de surmonter
tous les obstacles qui se succédoient les
uns aux autres, capables à la fin de rebuter tout autre que moi ; & j'ai donné avec un plaisir sensible pendant très-
long-tems ; & à pleines mains, tout
ce que j'avois de plus cher & de plus
précieux pour éviter le naufrage évident de la jeune malade. Le Ciel toujours propice aux bonnes actions a
beni mon entreprise, & pour comble
de bonheur S. A. R. E. Madame l'ÉLEC-
TRICE de Bavière, & Madame notre
Auguste DAUPHINE, ont accordé leurs

ſuffrages & leur protection à mon travail entrepris pour leur plaire.

Dii mortalibus labore omnia vendunt :
Secreta hæc poſuère Dii labore paranda.

Les Dieux vendent tout aux mortels,
& leurs découvertes dans les arts ſont
meſurées ſur leur travail. Celui qu'une
étude laborieuſe & opiniâtre voit récom-
penſé, par des connoiſſances acquiſes
& utiles à l'humanité, ne peut trop les
employer pour ſon Souverain, en con-
ſervant la ſanté & la vie de ſes ſujets.
Ce que j'ai fait pour le ſervice de Son
A. R. & Electorale de Bavière, dans
un état ſi déſeſpéré, & regardé comme incurable par tant d'habiles Médecins, dépoſe aſſurément de ce que
je ſuis en état de faire pour mon Roi,
dans tous les accidens auxquels il plaît à
la Providence de ſoumettre les hommes,
étant de leur nature ſujets à tous les
maux. Dieu nous a établis pour guérir les malades, & pour chaſſer leurs
infirmités. On nous recherche tous les
jours, par l'utilité de nos talens ; &
le Médecin qui eſt marqué au bon coin,
peut facilement avec une bonne méthode
& des remèdes ſûrs, comme j'en ai, prolonger la vie des Têtes couronnées, &
du dernier de leurs ſujets, juſqu'au ter-

me le plus reculé. Les grands Princes
ont du goût pour les arts utiles qu'ils
protégent & récompensent ; en les conservant, ils se conservent eux-mêmes.
Les arts & tous ceux qui ont l'avantage
de les posséder à un dégré éminent, sont
la gloire des grands Princes *Sunt
gloria Principii, artes.* Il n'en est
aucun de plus utile que celui que
j'exerce ; il conserve les Souverains en
santé, en chassant les infirmités de la
vie, dont personne n'est exempt ; & je
pourrai un jour dire un mot sur la possibilité de prévenir les maladies & de
les guérir promptement dans leur origine, & de disposer par exemple ceux
dont je prends soin, à parvenir jusqu'à
cette extrême vieillesse qui est le dernier terme de la vie. Tout homme a
le droit d'y aspirer, quand il est bien
gouverné. Je finis cet article en ré-
pétant ce que j'ai eu l'honneur d'écrire
à S. A. S. E. l'Electeur de Bavière
que l'envie que j'avois de plaire
à l'Auguste Souverain qui règne avec
lui, ainsi qu'à Madame notre incom-
parable Dauphine, animoit mes talens ;
que je dois leur succès au zèle. C'est
lui qui donne une heureuse fin aux cures les plus désespérées, comme si la

guérifon étoit proportionnée à la grandeur des Souverains qui le font naître:
leur génie fupérieur préfide à tout, &
femble infpirer au travail entrepris, pour
eux, une partie de leur grandeur & de
cette fupériorité que n'ont point les
hommes ordinaires, même ceux qui
font doués des plus grands talens, C'eft
donc à l'Augufte Souveraine de Bavière, & à Madame la Dauphine après
Dieu, que je dois l'entière guérifon de la
jeune Bavaroife.

XXI.

Réfléxion fur la goûte.

Quaris quid fit Podagricus ?
Eft viva fpirans fornax calcaria.

LA goûte eft une maladie cruelle,
qui réduit au plus grand défefpoir
ceux qui ont le malheur d'en être attaqués vivement ; enforte que les malades aimeroient mieux, quand ils font
réduits dans ce fâcheux état, fi cela
étoit à leur choix, endurer tous les
autres maux à la fois, plûtôt que ceux
qu'ils éprouvent ; ils ne leur paroîtroient
rien en comparaifon ; & même ils les
regarderoient comme un foulagement
bien doux, s'il étoit queftion d'être délivrés des douleurs de la goûte. Le feu

qui brûle jufqu'aux os ; me difoit un
goûteux fouffrant à l'excès, ne peut pas
caufer des douleurs plus aiguës que
celles que je reffens.

En quale ante oculos., cùm fæva podagta
dolores
Elicit & planctus, ignibus ufta fuis!

L'opinion où l'on eft qu'il eft impoffible de furmonter cette humeur morbifique , parce qu'elle eft trop avant
dans l'habitude du fang & des humeurs,
& hors de la fphère d'activité des remèdes , n'eft pas équitable. Si on difoit
que le principe de la goûte eft hors
de l'individu , & que ce principe agit
fur lui par fympathie, alors cette fable
groffière pourroit favorifer l'aphorifme
déplacé, que le défaut de connoiffance
des remèdes feroit imaginer. Tous ceux
qui font foumis à l'erreur du préjugé,
fe perfuadent aifément qu'on n'a pû encore trouver aucun remède pour la
guérifon de la goûte. Ils difent :

Solvere nodofam nefcit Medicina poda-
gram.

Pour moi , qui regarde la goûte
comme une altération primitive ou
inyétérée

invétérée de tous les fermens du corps
humain, un affoibliffement confidérable des efprits animaux, & une compléxion actuelle qui confifte dans la
dépravation de toutes les digeftions &
le relâchement de toutes les parties, je
penfe avec raifon, qu'il faut remédier
à tous ces défordres, établir par dégrés la force des facultés digeftives, &
le ton des parties relâchées, après avoir
détruit l'acrimonie de tous les fels où
confifte la ceffation des douleurs telles
qu'elles foient.

Je fçais bien qu'Hippocrate enfeigne
qu'il ne faut évacuer les humeurs, que
quand elles font dans un état de coction, & jamais lorfqu'elles font encore crues; voilà fa doctrine. Mais toutes les fois qu'on travaille à la recherche de la vérité, je penfe qu'il ne faut
pas devenir l'efclave des préjugés d'autrui aux dépens des malades, lorfqu'on
en connoît l'abus; & cette autorité du
Prince de la Médecine ne peut avoir
lieu avec moi, puifqu'elle n'eft pas conforme à mon expérience, qui eft l'étoile
polaire de la vérité, fur laquelle je règle abfolument toutes mes démarches
dans le traitement des maladies, fans
vouloir jamais rien donner au hazard.

* G

C'eſt pourquoi dans la certitude où je
ſuis des effets ſalutaires de mes remèdes, je les fais agir dans le paroxiſme
même, & lorſque le malade eſt dans
un danger évident de périr ; j'évacue
à l'inſtant l'humeur morbifique, par
toutes les voies dont la nature ſe ſert
elle-même, pour expulſer du corps humain l'ennemi dangereux qui en trouble
l'harmonie, & par ce moyen j'apporté pour l'ordinaire le plus prompt ſoulagement à celui qui s'adreſſe à moi,
en quelque état fâcheux qu'il ſoit réduit, ſans le laiſſer jamais dans le déſeſpoir que lui cauſent ſes douleurs, & dans
leſquelles il ſuccombe à la fin, ne pou-
vant plus réſiſter à un mal trop aigu,
qui lui arrache la vie au milieu des
ſouffrances, & même très-ſouvent
avant que la coction des humeurs ſoit
achevée. J'en ai guéri beaucoup qui
auroient certainement péri, ſi, comme
tant d'autres, je m'étois amuſé à ſortir
des limites de la raiſon par une attente
inutile, pour me perdre enſuite moi-
même dans un océan de doutes, pendant lequel on voit tous les jours qu'on
accorde au malade plus de tems qu'il
ne lui en faut pour faire un prompt
naufrage, lorſqu'une nature tout-à-fait

épuisée, & qui touche par ce moyen
à son dernier instant, n'a plus de force pour faire cette coction tant dési-
rée.

Cette Liqueur purgative fait en pareil cas des merveilles, quand on la
donne en lavement & en vomitif comme
je l'ai dit, sur-tout à des sujets plé-
thoriques, sans exercice, dans une coction d'humeurs dépravées, dont les premières voies étoient absolument engor-
gées. L'effet de ma Liqueur dans ces
cas est un vrai débondement, & il n'a
jamais manqué de procurer du repos
& de diminuer la durée du paroxisme
ou accès ; mais quand la douleur est
passée, il n'y a certainement que de
bons effets à attendre des remèdes,
lorsqu'ils sont propres à la cure de la
maladie ; & dans celle-là comme dans
celle du calcul qui l'accompagne assez
ordinairement pour le malheur de l'humanité, on ne doit pas dire que la nature s'est réservée à elle seule l'expulsion de la matière morbifique ; que quand
on ne les connoît pas, & qu'on n'a
point de secours utiles à lui procurer.

Soulagement très-prompt dans les plus vives douleurs.

Les autres remèdes dont je me sers si souvent à l'égard des douleurs les plus vives, tiennent assurément du prodige, puisque le plus souvent leur application produit une entière cessation de la douleur, & par conséquent une cure absolue dans plusieurs occasions ; mais toujours & sans exception, ils font cesser la douleur *ad nutum*, quelque vive qu'elle soit, & quelque cause qu'elle puisse avoir. Un grand nombre de malades dévorés par les souffrances en ont fait bien des fois l'agréable épreuve ; ce qui les a remplis d'admiration.

Miretur populus miracula : nihil mihi mi-
  rum est,
  Præter eum, solus qui, facit illa Deum.

Il arrive souvent que le sujet dont la maladie n'étoit pas mortelle, est emporté par la violence de la fièvre qu'une douleur aigue entretient & allume aussitôt avec excès. C'est un avantage bien

précieux pour le Médecin , & encore
plus pour le malade , que cette ceſſation
de douleur , lorſqu'elle le réduit au
plus grand déſeſpoir : il donne le tems
au premier d'en détruire la cauſe , &
au ſecond le relâche ordinaire pour
ranimer ſon courage abbatu , & réparer ſes forces épuiſées, en lui procurant
un ſommeil tranquile, & en lui faiſant
prendre de bons alimens , pour augmenter ſes forces, & par ce moyen le
voir en état de mieux ſoûtenir les bons
effets des remèdes. Leur vertu eſt ſi
puiſſante , qu'elle m'a fait jouir ſouvent
de l'extaſe des malades, qui paſſant auſſi-tôt de l'excès des plus cruelles ſouffrances , dans un état de tranquillité ,
n'ont plus, pour ainſi dire , de foi au
remède qui les favoriſe ſi promptement,
parce qu'ils ont la ſimplicité de regarder
le Médecin comme un enchanteur. Ce
que j'écris eſt ſans la moindre éxagéra-
tion , & je ne ſuis ici qu'un hiſtorien
fidèle des merveilleux effets de mes
remèdes. Mon principal but eſt ſeulement de dire à mes amis & à mes malades pour leſquels je m'intéreſſe vivement , tout ce que je ſuis en état de
faire pour eux , & les ſervices importans que je peux leur rendre dans leurs

beſoins , afin qu'ils n'éprouvent jamais
cet état de ſouffrances , qui réduit les
plus courageux au plus grand déſeſpoir. Les douleurs , qui dans cette maladie ſont des plus vives & des plus cui-
ſantes, demandent à être calmées promptement , & je leur rendrai ce ſervice.
Cette promeſſe que j'ai toujours effec-
tuée , eſt d'un grand prix pour quiconque a éprouvé les douleurs de la goûte :
ſon effet a confondu ceux qui avoient
l'étonnante prévention de croire qu'il ne
la falloit point guérir , & que c'étoit
un ennemi avec lequel on devoit s'ac-
coûtumer à vivre le moins mal qu'il
ſeroit poſſible ; ce qui eſt un pitoyable
raiſonnement. Au ſurplus , on ne doit
jamais ſe laiſſer perſuader par de vaines paroles , mais par la démonſtration.
C'eſt à ces preuves inconteſtables que
l'incrédulité la plus opiniâtre s'eſt toujours renduë ; & l'on voit tant de phé-
nomènes ſinguliers dans la nature, qu'il
eſt beaucoup plus ſage d'en admirer
les effets merveilleux , que de les vouloir expliquer quand on ne les connoît
pas.

Multa negat ratio ; at verò experientia
monſtrat.
Se hominem cauſæ , re ſibi teſte , latent.

XXII.

De la petite vérole, avec quelques ré-
fléxions sur les maux vénériens.

Undique terror,

CETTE Liqueur purgative & vulnéraire étant un remède assuré contre
les venins de toutes les espèces, on doit
s'en servir dans les fièvres putrides &
pestilentielles, ainsi que dans la rougeole
& dans la petite vérole, qui sont une
branche ordinaire de la peste. Cette
maladie est si terrible, qu'elle cause
par-tout la désolation, en faisant périr
le plus grand nombre de ceux qui en
sont attaqués. Heureux sont ceux qui
peuvent éviter les maladies contagieuses,
parce qu'elles sont presque toujours
mortelles. La petite vérole est une maladie contagieuse, par cette raison elle
est presque toujours accompagnée d'accidens mortels. Elle fait plus de ravages chez les riches que chez les pauvres, soit à cause de leur façon de vivre, ou par celle dont ils sont traités.
Il n'est pas douteux que la petite vérole est une maladie nouvelle, puisqu'il est vrai que personne n'en a eu
connoissance avant le septième siécle,

felon les Arabes qui en ont parlé les premiers. C'est apparemment dans cette partie du globe de la terre, que cette affreufe maladie a pris fon origine, d'où elle s'est enfuite communiquée aux autres régions qu'elle infecte aujourd'hui.

Malgré les progrès de cette maladie cruelle, il y a cependant beaucoup de nations qui n'en ont pas encore été attaquées jufqu'à préfent. De ce nombre font celles qui habitent dans les Indes Orientales, & dans la plus grande partie de l'Occidentale; dans la Perfe & dans la Chine, dans les royaumes de Tonquin, de la Cochinchine; & dans plufieurs vaftes climats, fi on en croit les relations de plufieurs voyageurs. Roderic de Fonféca prétend que la petite vérole n'avoit jamais été connue dans les Indes, jufqu'au moment que les Efpagnols y abordèrent, & qu'elle n'y fut introduite que par le moyen d'un certain Nègre qu'ils y menèrent, lequel y porta cette contagion, qui fit enfuite périr une grande partie des Indiens. Helbigius nous affure également que la petite vérole n'avoit jamais attaqué certains peuples des Indes, avant le commerce des Hollandois. Il feroit à fouhaiter pour le bien public, qu'elle

n'eût point été introduite ſous notre hé-
miſphère, on ne verroit pas périr un
ſi grand nombre de malades.

Ceux qui vivent ſous un ciel où les
élémens ſont purs, en ſeront préſervés,
à cauſe de la ſalubrité du bon air
qu'ils reſpirent, & auſſi long tems qu'ils
éviteront de communiquer avec les
peuples qui ſont attaqués de ce venin
ſubtil contenu dans le ſang. Il eſt certain que toutes les fois qu'il vient à
fermenter, il ne manque pas d'y produire un bouillonnement général, pour
tâcher de s'ouvrir un paſſage au milieu
des glandes de la peau, afin de ſe dé-
charger enſuite ſur toutes les parties
du corps, & le couvrir de puſtules.
Elles deviennent d'abord rouges, à cauſe
de l'inflammation, & puis elles blanchiſſent en vieilliſſant. Cette maladie
eſt d'autant plus à craindre pour le ſexe
à qui la beauté prète ſon éclat, qu'elle
laiſſe ſouvent après elle des cicatrices
affreuſes, & des cavités qui endomma-
gent tellement la peau du viſage, qu'elles font de l'objet le plus charmant, la
perſonne la plus hideuſe. Rien ne dé-
plaît tant à ce ſexe enchanteur, parce
qu'il n'aime pas à voir maltraiter ſes
charmes. C'eſt donc un malheur bien

grand pour celles qui en font attaquées ;
lorfqu'elles n'ont pas l'avantage d'être
défendues par un habile Médecin ; en
état de garantir leur vie & leur beauté.

Cette maladie vient de plufieurs caufes ; & certains tempéramens y font
plus fujets que d'autres , cela dépend
de la façon de vivre. Ceux qui mangent peu de viandes , qui ne boivent
aucune liqueur capable d'enflammer le
fang, y font moins fujets que ceux qui
fe livrent à la débauche. Ceux qui vivent fobrement , vivent pour l'ordinaire
affez long-tems ; & leurs enfans font
exempts de plufieurs maladies, n'étant
pas nés dans la corruption qui en eft
la principale fource, ce qu'il eft facile
d'éviter. On peut néanmoins obferver
que cette maladie étant toujours inflam-
matoire , elle a une grande analogie
avec les fymptômes de la pefte, qui ne
diffèrent jamais que quant au dégré
d'inflammation ; & le Médecin qui fera
bien inftruit dans la phifiologie de l'air,
qui eft le domicile & le foûtien de plufieurs matières hétérogènes , comme
des vapeurs , des exhalaifons , du nitre &c. reconnnoîtra facilement que la
petite vérole eft fouvent produite par
une contagion de l'atmofphère, qui in-

fecte l'air qu'on respire , qui peut être
porté par les vents avec l'air dans des
pays fort éloignés , & se répandre par
dégré dans une ville ou dans une province comme un incendie universel.

*Les venins sont la cause de plusieurs
maladies.*

Ce n'est pas une chose étonnante de
voir que la terre & le ciel prennent
soin de notre conservation , & nous
accablent ensuite sous le poids de tant
de maladies contagieuses , par la di-
versité de leurs funestes émanations.
Si la terre contient dans soi des alimens
salutaires & des boissons délicieuses ,
pour nous faire vivre en santé , elle nous
prodigue en même tems des poisons
mortels , pour avancer le terme fatal
de notre destruction. C'est à la vérité
dans ses riches entrailles , où se forment
les diamans & les métaux les plus précieux ; mais c'est de-là aussi que sortent
en abondance , & comme d'une source
empoisonnée , ces venins mortels qui
sont ensuite dispersés dans la vaste étenduë de l'air qui les reçoit pour nous en
infecter après.

On ne doit pas ignorer que la nature
G vj

de certains lieux contribue à nous affliger souvent de maladies contagieuses. Les fournaises brûlantes du mont
Etna, & des autres volcans, vomissent
par intervalle des tourbillons de flam-
mes mêlées de soufre & de bitume,
dont l'odeur est aussi pernicieuse que
désagréable. Il y a des exemples d'on-
dées de pluies sulphureuses & brûlantes
après le tonnerre, qui suffoquent à l'inftant ceux qui les respirent : elles corrompent les viandes, & mettent la gangrène dans les plaies. On voit également
des brouillards puans & d'autres météores envoyés de certains endroits du
globe terrestre, où il y a des mines qui
sont nuisibles au corps humain comme
à celui des animaux. Les tourbillons
épais qui sortent des étangs, de plusieurs
lacs, de quelques puits, de certaines
cavernes, & des endroits marécageux
pleins de malignes vapeurs, l'exhalaison
qui part de ces funestes lieux, se dis-
perse dans l'air & le remplit quelquefois d'un venin secret, & si dangereux
que ceux qui en approchent un peu trop,
sont d'abord saisis par la force de ces
vapeurs mortelles; parce que le poison
se glisse à l'instant dans toutes les parties du corps, à mesure qu'on respire;

il coagule le fang, & caufe des fymptômes mortels, ainfi que la liqueur venimeufe d'un afpic ou d'un ferpent , qui eft injectée par une piqure dans les vaiffeaux fanguins. Le vol même le plus rapide des oifeaux ne peut pas les garantir du danger , s'ils viennent à refpirer le même venin qui nous tue : leurs ailes perdent leur agilité en fuivant le poids qui les emporte , enfuite ils tombent morts dans l'endroit d'où la malignité s'eft échappée.

Le foufre en lui-même n'eft cependant point ennemi du poumon , puifqu'on s'en fert avec avantage lorfqu'il eft bien préparé : l'air où il s'élève des exhalaifons fulphureufes, comme celui des environs de Naples , eft recommandé comme falutaire : mais on doit confidérer que ces vapeurs fe trouvent à leur aife dans un air libre , fans être furabondantes , ni peut-être mêlées avec d'autres fels nuifibles , capables de faire périr ceux qui les refpirent. Il y a long-tems qu'on a remarqué le danger évident qu'il y a de fe repofer à la fraîcheur de certains arbres mal fains ; parce que les vapeurs qui en fortent & qui pénètrent les pores du corps , donnent la fièvre & des maux de tête violens,

Le napel, & beaucoup de plantes, avec les insectes venimeux qui ne sont pas en petit nombre, nous font bien-tôt sentir leur qualité ennemie, si on ne sçait pas s'en garantir.

Maladies des bestiaux, &c.

Il y a encore des venins invisibles qui corrompent les biens de la terre, les eaux & les alimens qui sont nécessaires à la vie des hommes, de même qu'à celle des animaux. C'est par cette raison apparemment, que ce mal contagieux s'est jetté depuis long-tems sur l'espèce des bœufs, des vaches & des brebis, dont l'Europe est encore affligée. Cela peut aussi provenir des vapeurs malignes qui infectent les végétaux, & rendent l'herbe nuisible aux bestiaux qui la broutent.

Il n'est pas douteux, qu'il y a, comme on le voit en beaucoup d'endroits, des venins secrets qui viennent des émanations funestes de certaines parties du ciel; il y en a d'autres qui sont poussés par le feu central de la terre, pour faire une guerre continuelle, non seulement à l'humanité, mais encore à beaucoup d'animaux; ce qu'il importe

absolument de connoître pour l'intérêt
de la santé, afin de se mettre à l'abri
des coups mortels qu'ils nous portent
si souvent, lorsqu'on y pense le moins.

Comme il n'y a point de règles sans
exception, par cette raison il ne faut pas
croire que tous les venins aient dans
toutes les occasions, & sur toutes les
espèces des animaux, le même empire
& le même dégré de malignité. Ce qui
est pour nous dans plusieurs circonstances un poison mortel, devient pour
eux un aliment salutaire, sans lequel
ils ne peuvent vivre. Les vers qu'on
trouve dans la viande pourrie, dans les
plaies, dans les pustules de la petite
vérole, dans la gangrène & dans toutes les autres substances, ne peuvent
vivre qu'à la faveur de la corruption,
dans laquelle ils ont pris naissance. Cette
même corruption qui est pour eux un
aliment salutaire, nous fait bien-tôt
périr, si on n'y remédie pas tout de suite.
Les oiseaux se nourrissent d'insectes venimeux, qui par cette raison ne sont
autre chose que la corruption même.
La chair pourrie sert de pâture aux
loups, aux vautours, aux corbeaux,
qui vivent néanmoins si long-tems, &
à d'autres animaux qui sont attirés par

la puanteur des cadavres. Les canards
mangent des crapauds, & d'autres infectes fans en être aucunement malades ;
& la cigogne prend de nouvelles for-
des, en mangeant des ferpents remplis
ce venins. Les chevriers fçavent à quel
point l'olivier eft le charme de leurs
petites chevrettes : il leur donne le nec-
tar & l'ambroiſie, quoique l'homme ne
trouve point d'arbres dont les feuilles
ſoient plus amères.

Barbigeras, oleaſter eò juvat uſque capel-
las ;
Diffluat ambroſiâ quaſi vero & nectare tin-
ctus :
At nihil eſt homini, quod amarius fronde
hâc extet.

La nature a voulu que les cailles, &
ces mêmes chèvres trouvaſſent dans
l'hellébore l'agrément du goût, & la
bonté de la nourriture ; de façon qu'elles
s'engraiſſent de cette plante, quoiqu'elle renferme dans elle-même un poiſon
dangereux pour l'homme. Le perſil qui
nous eſt ſi bon, fait bien-tôt mourir
le perroquet. Le pourceau mal-propre
fuit la marjolaine, & les odeurs les
plus agréables lui ſont ennemies ; & ce
qui fait quelquefois notre plaiſir déli-

cieux, eft pour lui un venin très-fubtil.
La bouë, la fange & l'ordure la plus
infecte, qui font au contraire des chofes haïffables pour nous, font tellement
fes délices, qu'il s'y roule perpétuellement, & avec beaucoup plus de fenfua-
lité, que s'il étoit dans les plus doux
parfums de l'Afie : tel eft fon goût que
perfonne n'envie. La falive qui nous
eft fi utile, devient un poifon dangereux pour le ferpent : auffi-tôt qu'il eft
atteint de cette humide impreffion, il fe
dévore lui-même, & devenant furieux,
on le voit bien-tôt périr. Il y a un certain reptile qui fait beaucoup de dégât
dans les jardins potagers, que les Jar-
diniers nomment courtilière : l'huile eft
fon poifon ; fi vous en verfez un peu
dans le trou où il eft, il en fortira
fur le champ, & on le verra périr à
l'inftant même, l'épreuve eft certaine.

Ces effets qui font fous les yeux &
à la portée de tout le monde, doivent
fervir à prouver la nature des venins
différens qui font répandus dans beaucoup d'endroits de la terre. Comme ils
font une guerre continuelle au genre
humain, de même qu'à plufieurs efpèces d'animaux, qui fervent au foûtien
de notre vie, lorfqu'ils n'ont point

d'incommodités , & qui rendent malades ceux qui font ufage de leur chair
infectée de quelque venin ; il n'eft pas
douteux que de telles obfervations doivent engager les Médecins zélés pour
le bien public , à rechercher avec un
très-grand foin les caufes des maladies
qui peuvent naître , & qui naiffent en
effet des venins vifibles ou invifibles ,
afin de pouvoir y remédier promptement , & de n'être pas furpris au dépens de leur vie & de celles de leurs
malades , qui doivent leur être précieufes en tout tems.

Inutilité de la faignée.

Dans ce cas , comme dans les maladies des vers , il eft à préfumer qu'ils
ne manqueront pas de s'abftenir de la
faignée, pour fubftituer à fa place des
remèdes capables de chaffer les vers &
les venins , lorfqu'ils font la caufe des
maladies. Rien ne doit tromper un Médecin vigilant, qui eft attentif fur l'état
de fes malades.

On ne réuffira pas à procurer la guérifon des maladies contagieufes , tant
qu'on n'aura d'autre reffource que l'u-
fage des fimples purgatifs, abfolument

incapables d'expulser ces venins mortels. Il est donc bien plus à propos
d'avoir recours aux seuls remèdes qui
peuvent le chasser. C'est justement à
quoi cette Liqueur purgative & vulnéraire est parfaitement propre.

Merveilleux effets de cette Liqueur contre les venins & les maladies contagieuses.

Ayant beaucoup réfléchi sur la nature
des venins qui sont si fréquens, & qu'on
examine si peu, j'ai composé cette Liqueur merveilleuse, de façon qu'elle sera
toujours un puissant alexipharmaque,
capable de chasser promptement les venins du corps des malades. Tous ceux
qui s'en sont servi à tems & à propos
dans les maladies contagieuses & pestilentielles, ont éprouvé par de promptes guérisons, qu'elle est une thériaque
assurée contre tous les venins élémen-
taires, très-bonne pour éteindre par
son usage réitéré leur action mortifère:
elle est un baume parfait pour la guérison des plaies, des ulcères les plus
caustiques; parce que l'esprit doux &
balsamique qui réside dans cette Liqueur, dulcifie en peu de tems tous

les sels âcres & mordicans que la nature des venins pourroit introduire dans
nos corps.

Pour éviter les maladies contagieuses.

Comme la petite vérole est une maladie contagieuse, il est certain qu'on
ne peut pas trouver un meilleur remède que celui-ci, parce qu'il procure
une prompte guérison, en expulsant
d'abord la matière morbifique qui s'en-
flamme toujours en pareil cas. Cette
Liqueur est un précieux trésor & un
remède tout divin par les guérisons
qu'il procure dans tous les pays du monde, mais en particulier dans ceux qui
font ordinairement affligés de la peste.
(Tout autre que moi ne manqueroit
pas de rapporter ici tous les éloges que
m'en ont fait dans leurs Lettres beaucoup de Médecins & de Chirurgiens
célèbres, qui consacrent leurs travaux
au bien public, & qui sçavent autant
connoître le prix des bons remèdes,
que les malades sçavent faire cas de
leur probité & de leur lumières,) Mais
afin d'éviter la petite vérole, le pourpre, les fièvres malignes, pestilentielles,
& se garantir de toutes les maladies

inflammatoires , je conseille à ceux qui
le pourront , de ne pas habiter sous un
ciel impropre par les brouillards & les
mauvaises exhalaisons , mais de faire
leur séjour dans un climat où la constitution de l'air soit douce & tempérée ,
où l'influence des élémens soit convenable à leur nature. Ils doivent être
sobres dans leurs repas , & ne jamais se
livrer à l'usage pernicieux des liqueurs
fortes & spiritueuses , parce qu'elles en-
flamment le sang : ils doivent éviter
tous les excès , & faire un exercice modé-
ré, ils ne doivent pas se livrer à une étude
trop assidue. Ils doivent avoir l'esprit
gai , autant qu'ils le pourront. La fa-
meuse Ecole de Salerne le recommande,
en disant que la gaieté est la fine
fleur de la santé. *Mens hilaris.* Elle ajoûte
encore : Chasse loin de toi les soucis ,
qui nous rendent pâles , tristes & som-
bres , & songe à te réjouir. *Curas tolle
graves.* On doit faire usage du bain de
tems en tems , & se purger souvent
avec cette Liqueur prise en lavement.
Elle mettra le calme dans le sang &
dans les entrailles , sur-tout pendant les
chaleurs brûlantes. Agissant ainsi , il est
certain qu'on se garantira de toutes les
maladies contagieuses , dont l'inflamma-

tion est le principe. Toutes les fois qu'on
fera usage de cette Liqueur, on verra
diminuer le dégré d'inflammation, ce
qui rendra d'abord la maladie moins
funeste, & la détruira en continuant.

Symptômes de la petite vérole.

Les symptômes de cette maladie dangereuse s'annoncent pour l'ordinaire par
une fièvre aiguë accompagnée de maux
de tête violens, avec des douleurs par
tout le corps, & sur-tout dans le dos;
la peau se desséche, & les yeux sont enflammés, à cause du grand feu. Le malade est accablé de lassitude, & sa respiration n'est pas libre; il bâille, il s'en-
dort, il s'étend; il a des maux de cœur
insupportables & continuels avec des
envies de vomir; il est échauffé, &
sent des picotemens par tout le corps.

La rougeole s'annonce également
par plusieurs de ces symptômes qui lui
sont assez communs. La toux violente,
& une grande oppression, une déman-
geaison considérable aux oreilles & au
nez, ne laissent aucun doute sur la nature de la maladie.

La petite vérole ne sera pas dangereuse, si elle tarde long-tems à paroî-

tre, c'est-à-dire, environ quatre-vingt
heures après la première indifpoſition,
& ſi l'urine eſt chargée avant l'éruption. Celle qui eſt pâle & tenuë, ou
ſanglante avant l'éruption, eſt d'un très-
mauvais augure. Les mouvemens convulſifs des tendons, les délires, les in-
ſómnies, avec un ſommeil léthargique,
ainſi que la langue noire, ſéche, & la
ſalivation interceptée par la diarrhée,
ſont de fâcheux ſymptômes. Cette maladie ſera très-périlleuſe, ſi l'éruption
ſe fait trente ou quarante heures après ;
& l'on doit tout appréhender pour la
vie du malade, ſi elle vient à ſortir
avant que les vingt-quatre heures ſoient
expirées. Elle ſera d'une bonne qualité,
ſi la fièvre diminue après l'éruption, &
ſi les puſtules blanchiſſent & viennent
à maturité ſans fatiguer le malade, ni
le priver de l'appétit & du repos ; mais
le contraire arrivera ſûrement, ſi après
l'éruption la fièvre vient à augmenter, ainſi que l'oppreſſion de la poitrine qui vient
d'un effort violent que fait la nature
pour ſe dégager de la matière morbifique, & l'expulſer au dehors. Cela ne
peut arriver que par de grands efforts
qui donnent lieu à une forte tenſion au
diaphragme, & à un ſerrement de poi-

trine si considérable, qu'il suffoque entiérement le malade, si l'éruption ne
se fait pas promptement. Si le malade
est privé d'appétit, de sommeil, & si
la tête vient à s'engager, & les forces
à diminuer, tous ces signes sont d'un
mauvais présage pour le malade, &
particuliérement s'il tombe dans des syn-
copes fréquentes accompagnées de maux
de cœur & de convulsions. Si les pustules restent petites, si elles deviennent
dures, vertes ou noires; alors il y a
tout à craindre pour la vie du malade
qui périra bien-tôt s'il n'est pas secouru,
parce que l'ardeur excessive de la fièvre
& du feu qui le dévorent, la proxi-
mité des redoublemens qui ne laissent
que très-peu d'intervalle, & la violence
des accidens qui ne sont occasionnés
que par l'effet du venin qui ne peut pas
sortir, causeront bien-tôt la mort du malade, si on ne l'évacue pas promptement.

Dans un pareil état, il faut se per-
suader avec raison que les premières, &
les secondes voies sont toujours embarrassées d'humeurs glaireuses, crues
& indigestes, qui engorgent également
les glandes. Cela étant une fois connu,
alors il n'est pas douteux qu'il faut avoir
recours aux remèdes qui peuvent rendre
libres

libres toutes les voies embarrassées, &
chasser le venin, en observant toutefois qu'on ne doit pas attiser le feu d'une
fièvre qui n'est déja que trop ardente,
avec des remèdes trop chauds, capables
de porter l'incendie dans le sang : on
doit l'éteindre & le réprimer peu-à-peu
par le moyen des purgatifs doux, sans
quoi on se verra bien-tôt dans l'im-
possibilité de surmonter les difficultés
qui accompagnent cette maladie. On
ne doit songer uniquement qu'à l'expulsion de la matière morbifique, &
c'est ce que fait promptement cette Liqueur purgative & vulnéraire, qui la
chasse toutes les fois qu'on s'en sert.
Elle agit d'abord comme un purgatif
parfait qui rend le cours aux fluides
arrêtés, & ensuite comme un remède
alexipharmaque, c'est-à-dire, qui a la
propriété de chasser le venin contagieux
qui coagule le sang, ce qui est le vrai
mobile de la guérison, & le seul moyen
capable de conduire le malade à bon
port. Par ce moyen assuré, on empêchera non-seulement tous les progrès
de la fièvre & de l'inflammation, mais
on la verra diminuer à mesure qu'on
redoublera les évacuations avec cette
Liqueur. Elle détruira les mouvemens

impétueux, & irritans de l'inflammation,
en chaſſant tout le venin par de copieuſes ſelles.

Cure.

Ceux qui ſeront à portée de ſe ſervir
de cette Liqueur, en verront toujours
les merveilleux effets, même dans les
plus grands dangers. Mais elle réuſſira
bien plûtôt, ſi on en peut faire uſage
aux premiers indices de cette maladie.
Dans un pareil cas, je n'héſite jamais
de faire prendre avant l'éruption, ou
dans le moment même de l'éruption,
un lavement de cette Liqueur, à quelle heure que ce puiſſe être, & même
dans le tems des règles, ſi la néceſſité
l'éxige. & ſi la malade eſt expoſée à
quelque danger, lorſque l'éruption arrive dans un tems ſi critique. Je fais prendre un lavement le matin, & un autre
le ſoir, & même de quatre heures en
quatre heures, ou plûtôt ſi le beſoin le
demande. Dans l'intervalle des lavemens, je ſoûtiens l'effet de cette Liqueur purgative, par l'action d'un vomitif de cette Liqueur pris dans un
bouillon. (Il faut voir l'Article du vomitif. *page* 47.) Je le réitère le même
jour ou le lendemain, ſi les circonſtan-
ces viennent à l'éxiger.

Toutes les fois qu'on provoquera le
vomissement, & que le malade se dé-
gagera par le bas, il est certain que
les accidens diminueront à mesure. Je
conseille toutefois au malade de rester
dans son lit, même dans les plus grandes chaleurs, d'éviter tout remède ra-
fraîchissant ou calmant, qui pourroit
fixer le venin & l'empêcher de sortir ;
il fera presque tous les jours usage d'un
purgatif doux. On pourra lui donner
d'intervalle à autre quelques cordiaux ;
il pourra manger, ou du moins prendre
un peu de bouillon de demi-heure en
demi-heure ; s'il est beaucoup altéré,
il boira du vin avec de l'eau, ou toute
autre boisson à laquelle il est accoutumé, pourvû néanmoins qu'elle n'échauf-
fe pas trop, ou qu'elle ne rafraîchisse
pas trop.

Très-grand remède.

Quand je traite moi-même le malade,
je ne suis jamais embarrassé de rien, quoiqu'il soit dans le plus grand danger,
après qu'il a fait usage de cette Liqueur.
Je donne chaque jour un purgatif de
ma façon convenable à cette maladie,
qui fait de grands effets. Je fais prendre dans l'intervalle quelques gouttes
d'un remède excellent, qui rappelle sur

le champ même les malades des plus
grands dangers, lorsqu'on a recours à moi
dans des états désespérés. J'en peux remettre à ceux qui en voudront avoir.

Il est certain, qu'avec des remèdes
doués de si grandes vertus, ils pourront facilement opérer des merveilles
surprenantes aux yeux de ceux qui en
verront les effets. Dans de pareilles extrémités j'ai rappellé à la vie un grand
nombre de malades qui avoient tous
été condamnés à la mort par de très-
habiles Médecins. Cela est très connu
en Europe des grands Princes & Princesses, auquel j'ai rendu la santé. Leur
bonté pour moi a tellement éclaté,
malgré la basse jalousie, que j'ai pû
jouir dans plusieurs occasions de tous
les avantages qu'ils m'ont offerts pour
s'attacher particuliérement un Médecin
capable de les maintenir en santé, le
plus grand de tous les biens.

Mais par rapport à la petite vérole
dont je parle, il est certain que ma
façon de traiter cette maladie est la
meilleure, puisque je guéris. Elle est
d'ailleurs extrêmement avantageuse à ce
sexe charmant qui nous ravit ; la nature lui a donné la beauté en partage,
& ma méthode garantit le visage des

veftiges de cette affreufe maladie. En
effet, puifque la guérifon dépend uniquement de la fortie du venin, il vaut
donc bien mieux, quand on le peut,
l'expulfer plûtôt par les felles, que de
permettre à ce venin dangereux de fe
porter à la peau, où il forme des puftules dégoûtantes, qui fe rempliffent
d'un pus infect, auquel on doit alors
donner le temps de mûrir, pour fe couvrir enfuite d'une galle jaunâtre après
s'y être incrufté & l'avoir rongé par-
tout. Il eft plus avantageux, fans con-
tredit, de conferver cette belle enveloppe du corps humain, en faifant paffer ce venin par une autre iffuë. Je le
fais dans toutes les occafions, à moins
qu'il n'y ait une fi prodigieufe quantité
de ce ferment vérolique & d'humeurs,
qu'il foit impoffible de l'emporter toute
par les dernieres voies. Dans les cas
ordinaires, la petite vérole ne va pas
avec moi jufqu'à la fuppuration. Je pré-
cipite par les felles & par la tranfpiration la matière morbifique, & jamais
les dépôts ne m'ont trahi dans cette maladie, non plus que dans la rougeole,
le pourpre, les fièvres putrides & malignes felon le langage vulgaire.
On doit donc fentir l'avantage de

cette méthode, qui ne crain point que
la matière morbifique fasse jamais de
dépôt intérieur, pour tous les sujets,
& sur-tout ceux d'un âge avancé ou
formé. En eux, tous exanthêmes à la
peau sont dangereux, par la difficulté
que la matière trouve à se faire jour,
outre les difformités que les traces de
la maladie laissent souvent sur la personne par le dépôt aux yeux, au nez,
à la bouche, & qui quelquefois laissent
aussi les sujets estropiés, quand le dépôt se fait aux articles. Ces accidens
n'arrivent point en faisant usage de
mes remèdes, puisque j'empêche le pus
de séjourner en aucune partie ; je mets
au contraire toute mon attention à le
chasser entièrement sans lui donner le
moindre relâche : par ce moyen, j'empêche aussi l'humeur putride de s'extra-
vaser dans les poumons, & de corrompre leur vésicule, comme cela n'arrive
que trop souvent dans d'autres traitemens ; aussi voit-on que le malade, après
avoir langui pendant quelque tems, périt misérablement dans la pthisie. On
s'en est convaincu par l'ouverture des
cadavres ; tous les viscères contenus
dans les cavités de leurs corps étoient
couverts d'une grande quantité de pu-

ſules véroliques de même que la peau,
qui n'avoient pas pû ſortir à cauſe des
remèdes froids qui les y avoient fixés.

On ne peut donc être trop attentif
ſur la nature de cette maladie, qui fait
périr tant de malades par un mauvais
traitement, dont on ne veut cependant
rien rabbatre, malgré les funeſtes éxemples qu'on en a ſi ſouvent.

Pour moi, je traite cette maladie avec
une ſi grande facilité, que de dix mille
malades deſquels je prendrai ſoin, je
puis aſſurer qu'il n'en périra pas un ſeul
pendant l'uſage de mes remèdes, à
moins que le tempérament du malade
ne ſoit entiérement ruiné par d'autres
cauſes de maladies abſolument ingué-
riſſables, & que par inattention il ne
vienne (ou ceux qui le gouvernent) à
commettre quelque faute de grande
importance, ce que les perſonnes pru-
dentes peuvent facilement éviter.

XXIII.

De l'inoculation de la petite vérole.

Non egent qui ſani ſunt Médico, ſed
qui malè habent.

L'INOCULATION de la petite verole n'eſt

H iv

autre chose que l'introduction d'un venin
dans le sang. Par cette raison il ne faut
pas adopter un tel système, puisqu'il
expose, sans aucune nécessité, la vie des
Citoyens à un danger évident de périr
par une mort prompte & funeste.

Tout ce qui dérange l'œconomie
du sang & des humeurs, tout ce qui
peut corroder les différentes parties du
corps, & arrêter le cours des esprits,
est un venin. Il y en a de plusieurs espèces ; leur action est de causer des
maux déplorables, qui ne finissent souvent que par la mort. Il y en a qui
rongent & ulcèrent les solides par leurs
sels piquans & corrosifs, ce qui cause
bien-tôt des mouvemens convulsifs, la
gangrène, & termine ensuite la vie du
malade. D'autres coagulent le sang ;
le venin de la petite vérole est de cette
nature. Il arrête le cours des esprits,
& agit dans nos liqueurs, comme font
le venin d'un chien enragé, de la vi-
père & du scorpion, qui les transmue
dans leur nature. L'air est le domicile
& le soutien de plusieurs matières
hétérogènes, comme des vapeurs, des
exhalaisons du nitre, & par-là il est la
scène d'un grand nombre de météores.
Celui qu'on respire d'un malade atta-

que de la peste, ou d'autres maladies
contagieuses, ne manque pas d'infecter
le sang, aussi-bien qu'un venin inseré
dans ce précieux fluide, par la morsure
ou par la piqûre de quelque animal venimeux.

Il y a un ordre admirable dans la
nature, qui ravit d'admiration ceux
qui peuvent le connoître. Tout est merveilleux depuis la voute céleste jusque
dans les abysmes de la terre. Mais ce
qui étonne le plus, c'est de voir que
de plusieurs principes si différens, il
puisse enfin sortir de leurs discordans
accords une harmonie si belle. On ne se
lasse point de la contempler dans toutes les productions de la nature, qui
exercent depuis si long-tems la curio-
sité des génies du premier ordre. Il est
certain que chaque corps a son aimant
& son feu ; c'est dans ce feu invisible
que résident la force & la vertu de
toutes choses, ainsi que des poisons les
plus dangereux, & des meilleurs antidotes. *Ubi virus, ibi virtus.* Si l'on fait
attention qu'il y a un esprit céleste caché
dans toutes les productions de la nature,
on ne sera pas étonné de leur voir opérer
des effets merveilleux, pourvû qu'on
sçache les tirer de leur enveloppe remplie

H v

d'impuretés. Mettez pour cet effet toutes
vos substances dans des matrices différentes, & leur donnez le dégré de feu
convenable à vos désirs, afin d'en sépa-
rer l'impureté; mûrissez ensuite ce qui
est crud, & si vous en sçavez bien exalter
les principes, alors il n'est pas douteux
que vous aurez à votre pouvoir la clef
secrette de la nature, par le moyen de
laquelle vous obtiendrez cet ouvrage
merveilleux qui vous comblera de gloire
& de satisfaction. Ces connoissances
sont très-belles, & en même tems trop
sublimes pour le vulgaire des hommes
qui a souvent des yeux pour ne pas
voir : elles ne sont réservées que pour
les enfans de la science. *Intelligenti pauca.*
Sapienti satis.

Remarque.

Quand on veut examiner de près ce
que c'est, que cette séparation qui se
fait dans cette maladie contagieuse, de
la petite vérole, on trouve bien-tôt que
ce n'est que le soufre & l'excrément
du sang, ou la partie gangrenée de ce
même sang, dépouillé de la mumie &
de ce baume par l'action du venin,
qui est de soi crud & incuit, infect, &

corrompu , parce que le mercure & le
soufre qui sont unis dans une humeur
visqueuse , n'ont jamais pu être dépurés
d'une aquosité immonde & froide qui
coagule tous les fluides , & brûle les
solides , quand le poison est volatil
comme l'arsenic, l'eau-forte , & les autres de cette espèce , qui ulcèrent &
corrodent toutes les parties qu'ils attaquent avec leurs sels âcres & piquans qui
causent l'inflammation , la gangrène , &
la mort à ceux qui sont empoisonnés.

D'après ces réflexions , n'est-il pas
singulier qu'on fasse les plus grands efforts pour accréditer le venin de la petite vérole , comme s'il y avoit une nécessité reconnue pour infecter le sang
de quelqu'un , au moment même qu'il
jouit de la plus parfaite santé ?

A considérer de près tous les désordres qui ne manqueroient pas d'arriver ,
si on laissoit introduire l'inoculation
de la petite vérole , on ne peut trop
s'élever contre une méthode si dangereuse. Si la plus grande sagesse de l'homme consiste à connoître ses folies , la
sagesse du Médecin n'est pas moins grande , lorsqu'il veille à la santé publique ,
& qu'il met tout en usage pour préserver sa Patrie d'un fléau redoutable , qui

H vj

ne manque jamais d'enlever promptement des multitudes de citoyens. *Par-*
vus ignis magnam silvam incendit. Il ne
faut que quelques bluettes de feu pour
brûler de grandes forêts, & des pays
entiers. Jac. 3. 5. Le déluge qui submer-
gea tout le monde, commença par des
gouttes de pluies, qui ayant continué
& s'étant multipliées, s'accrurent de telle
manière, qu'elles s'élévèrent au deſſus
des plus hautes montagnes, ruinèrent
& inondèrent tout. La moindre incommodité du corps, une simple fluxion,
un petit ulcère, ou tout autre accident
léger, sont bien souvent la cause des
plus grandes maladies, & de la mort
même, quand on néglige d'y apporter le
remède au commencement. Une seule
goutte d'eau qui a perdu son mouvement, ne manque pas d'en arrêter beaucoup d'autres dans le corps d'un malade; elle lui cause bientôt une hydropisie dangereuse, si on ne lui donne pas
son cours ordinaire. Il en est de même
d'un seul bouton de la petite vérole, qui
est un venin très dangereux, si on vient
à l'inoculer à quelqu'un, & faire paſ-
ſer ce poison mortel dans son sang,
ſans aucune néceſſité : il n'est pas douteux qu'il le mettra bientôt dans un dan-

gen évident de perdre la vie, s'il vient
à s'augmenter avec autant de rapidité
que les bluettes de feu qui sont expo-
sées à un vent impétueux. Ce poison,
de même que le feu dans lequel on a
jetté de l'huile, venant à se multiplier
presqu'à l'infini, fera périr le plus grand
nombre de ceux qui laisseront introduire dans leur sang cet ennemi dangereux. Il faut donc l'éviter, afin de ne
pas ruiner & détruire le bel ordre que
l'Auteur de la nature a mis dans l'ouvrage le plus parfait qui soit sorti de
ses mains. On ne doit pas infecter le
sang qui est le domicile de l'ame, &
dans lequel toutes les vertus naturelles du ciel & des élémens les plus purs
se trouvent assemblées dans un si juste
accord. Rien n'est également plus dangereux que de corrompre ce fluide vi-
tal quand il est pur; méthode d'autant
plus répréhensible, qu'on peut donner
en même tems d'autres maladies avec
le venin de la petite vérole.

*Dangereuse épreuve, parce qu'il est aussi
facile de transplanter les maladies, que
d'inoculer le venin de la petite vérole, & des maladies vénériennes.*

Si on prend un bouton de la petite

vérole de quelqu'un qui soit sujet à la
goûte, aux écrouelles, aux vers, au mal
caduc, au cancer, ou qui soit attaqué
de la galle, de la lèpre, d'ulcères malins ; & de maladies vénériennes ; dans
lesquelles gît ; comme dans toute la nature, le ferment avec une puissance mul-
tiplicative de son espèce, ainsi que dans
la lumière qu'on peut augmenter à l'infini avec une seule étincelle de feu, &
qu'on l'introduise ensuite dans le sang
de celui qui jouira d'une bonne santé,
de même que le laboureur introduit
ses semences dans la terre qu'il a préparée pour les faire multiplier ; alors
il est certain qu'il sera bientôt attaqué
des mêmes accidens, qui ne feront jamais détruits par les mêmes remèdes
qu'on emploie ordinairement à la guérison du venin de la petite vérole. Je
l'ai vû arriver en traitant des maladies
que je viens de décrire ; après avoir
tout-à-fait détruit le ferment vérolique,
les autres accidens subsister encore,
étant d'un autre caractère & d'une autre
famille ; il a fallu continuer les remèdes convenables, pour achever de dif-
siper les accès de l'épilepsie, pour détruire les humeurs froides, & la carie
des os, pour guérir le cancer, confo-

lider les ulcères malins & le chancre au
visage. &c.

On doit sentir par ces exemples fra-
pans & très - certains , combien l'inoculation de la petite vérole est dangereuse, puisqu'en supposant qu'on puisse
éviter le danger de perdre la vie en se
faisant inoculer , on s'expose à se mettre en possession de plusieurs maladies dangereuses , difficiles & lon-
gues à guérir. Il faut être insensé pour
renfermer un loup avec ses brebis ; vo-
race & cruel de sa nature, il ne manqueroit pas de les étrangler. Personne
n'est assez imprudent pour aller se baigner dans un marais plein de scorpions,
de crapauds , de vipères , & de toutes
sortes de bêtes venimeuses. On avoit
soin de chasser autrefois les lépreux de
toutes les sociétés à cause de leur infection & de leur difformité, Dieu com-
manda que Marie sœur de Moyse fût
bannie du camp de son peuple durant
tout le tems qu'elle fût ladre. *Num.* 12. 4.
Si on séparoit ceux qui avoient le
malheur d'être attaqués de maladies
contagieuses , convient-il maintenant
à ceux qui doivent procurer la guérison , d'infecter eux-mêmes les citoyens
qui jouissent d'une bonne santé ?

Naaman favori du Roi de Syrie fut
guéri de sa lèpre, en se baignant dans
les eaux du Jourdain, par le conseil
du Prophète qui guérissoit les lépreux
de la Palestine *IV. Reg.* 5. 1. Loin de
donner cette affreuse maladie, le Prophète au contraire la guérissoit avec des
eaux salutaires qui avoient reçu du Très-
haut le pouvoir de guérir. On n'a
jamais donné la lèpre à quelqu'un pour le
préserver de la lèpre ; & ce seroit le comble de l'égarement de devenir meurtrier,
pour éviter le meurtre ; de faire mor-
dre quelqu'un par un chien enragé, pour
le préserver de la rage. Toutes les absur-
dités de ce genre tombent d'elles-mêmes. Il en doit être ainsi de l'inoculation. Le Médecin, celui qui a reçu
le don des guérisons, est établi de Dieu
seulement pour guérir les maladies,
sans avoir la permission, sous tel prétexte que ce puisse être, de rendre malades ceux qui jouissent d'une bonne
santé. Dieu ordonna à ses Apôtres d'aller par toute la terre afin de guérir
toute langueur & toute infirmité. *Ite,*
dit-il, *& curate omnem languorem &*
omnem infirmitatem. Mais il ne leur
recommanda pas d'affliger par la lèpre
ou par toute autre maladie, ceux qui

se portoient bien, pour les guérir ensuite de la même infirmité.

Le devoir d'un Médecin se borne à guérir les maladies ; la Religion nous l'enseigne , elle défend de commettre le moindre mal , sous prétexte d'en faire résulter un grand bien ; & personne n'a le droit de rendre malade celui qui se porte bien. C'est exposer la vie des hommes à des hazards téméraires , dont le plus habile Médecin ne peut jamais répondre. Il doit couper les racines des maladies qui peuvent arriver , s'il est en état de les prévenir, mais la raison comme la Religion défendent de les procurer.

Pour moi, je ne rendrai point malades ceux qui se portent bien. Je n'empoisonnerai personne avec un venin dangereux, souvent impossible à déraciner des différentes parties du corps, & sur-tout des plus petits vaisseaux excrétoires, où ce poison subtil trouve un asyle assuré , comme il n'est que trop prouvé dans la peste & dans les maladies vénériennes , qui font un si grand désordre. En effet on voit tous les jours , que quiconque court après les plaisirs que procure une beauté passagère , n'embrasse que des feuilles , &

ne cueille que des fruits amers, qui
font pour l'ordinaire les triftes lauriers
des vainqueurs.

> Quifquis amans fequitur fugitivæ gaudiâ
> formæ,
> Fronde manus implet,baccas feu carpit ama-
> ras.

Quand les Européens firent la con-
quête du nouveau-monde, ils firent en
même tems celle d'un mal infiniment
dangereux. De retour dans leur patrie
ils le rendirent auffi promptement qu'ils
l'avoient pris : fes progrès furent fi
rapides, & fes effets fi funeftes, que
cette affreufe maladie a enlevé plus de
citoyens à l'univers que les guerres les
plus fanglantes. Jamais il n'y a de trève
avec un tel mal, & c'eft au milieu de la
paix la plus profonde qu'il fait une
guerre implacable au genre humain,
& qu'il dévafte l'univers. Heureux par
conféquent celui qui peut devenir fage
en voyant les malheurs d'autrui.

> Felix quem faciunt aliena pericula cautum.

Il ne s'expofera pas au danger évident
de cette affreufe maladie. Tout le fçavoir des plus habiles Médecins n'a pû
détruire encore le ferment vérolique
apporté du nouveau-monde, ni empêcher la mort de plufieurs millions de

personnes , qui auroient laissé des postérités nombreuses , si cette affreuse maladie n'avoit pas tranché le fil de leurs jours.

Il en seroit de même de la petite vérole , si toutes les familles venoient à se mettre en possession d'un mal aussi dangereux. On verroit insensiblement périr chaque jour des multitudes de personnes qui pourroient vivre & vieillir dans l'ordre établi de Dieu , sans avoir la moindre attaque de cette dangereuse maladie. Il y a une infinité d'exemples d'une multitude de familles qui n'ont jamais eu la petite vérole. Beaucoup d'autres en sont attaqués plusieurs fois, & meurent enfin ; ce qui prouve assez le danger de l'Inoculation , & combien il est téméraire d'exposer la vie de quelqu'un, en le rendant malade inutilement , puisque ce prétendu & ridicule préservatif ne garantit de rien. N'est-ce pas troubler imprudemment l'ordre de la nature, & vouloir la forcer malgré elle de se déranger du cours régulier de ses opérations , & détruire la santé ? Personne ne peut nier le danger qu'il y a d'user des poisons les moins à craindre, qui tous à la fin deviennent mortels. Quelle témérité de

vouloir aujourd'hui introduire dans le
sang de ceux qui se portent bien, un
venin cruel, pour les garantir dans les
suites de ce même venin, dont la plus
petite partie suffit pour corrompre la
masse, comme elle la corrompt en effet. *Modicum fermentum totam massam
corrumpit.* La meilleure conduite qu'on
puisse tenir, est au contraire de mettre
un antidote dans le sang, pour empêcher le venin d'y entrer, & en préserver le corps, au-lieu que la méthode
d'inoculer, ressemble à la conduite de
celui qui se jetteroit dans la mer pour
se garantir du naufrage, ou qui brû-
leroit sa maison pour la préserver d'incendie. A-t'on jamais oui dire que pour
éviter un accident, il fallut s'y exposer?
Ce paradoxe révoltant peut bien être
enseigné par des motifs faciles à comprendre : mais est-il sage de s'en laisser sédui-
re ? *Amicus stultorum similis efficietur.*

Je ne puis mieux comparer les suites
funestes que peut produire l'inoculation, qu'à celles qui résultent des maladies vénériennes. Le ferment vérolique n'est que trop souvent transmis aux
enfans avec la vie, & fait passer cette
affreuse contagion dans les générations
d'un si grand nombre de familles. Nos

descendans ne la verront finir qu'avec
la destruction de l'univers, à cause de
l'extrême difficulté qu'il y a de pouvoir
chasser de toutes les parties du corps
jusqu'à la moindre partie de ce venin
subtil, toutes les fois qu'il a passé dans le
sang, la lymphe & dans les humeurs. Il ne
manque pas d'attaquer promptement
par une corruption générale toutes les
parties solides & fluides de celui qui
l'a reçu. Son corps se couvre des dé-
pouilles honteuses d'une passion crimi-
nelle, il tombe dans une langueur universelle, & dépérit à vuë d'œil. Les
premiers ravages que causa cette maladie, furent d'autant plus malheureux,
qu'on ignora long-tems le remède qui
convenoit à sa cure. La première découverte consista dans le mercure crud:
comme il étoit sujet à beaucoup d'accidens, & qu'il faisoit périr un nombre considérable de malades, les plus
appliqués à cette maladie le perfection-
nerent peu-à-peu, & de telle manière
qu'il est reconnu pour être un des meilleurs dont on puisse se servir aujour-
d'hui. Mais avec les différentes préparations du mercure sur lesquelles il y
a tant de choses à dire, on ne peut
pas disconvenir, que malgré l'applica-

tion & les foins infatigables de tant
d'habiles gens, les progrès de cette
maladie contagieufe & déteftable font
tels, & ont fait jufqu'à ce moment des
ravages fi grands, que les plus expé-
rimentés de l'art n'ont pû & ne pourront jamais les détruire. Je foutiens
affirmativement qu'il en fera de même de l'inoculation du venin de la
petite vérole, fi par malheur on vient
à lui procurer des afyles dans tous les
individus, dont plufieurs font naturellement éxempts. Ce venin détruira beaucoup plus de citoyens, à caufe de fes
effets qui font violens & rapides, que
les maladies vénériennes; leur venin,
non moins cauftique, agiffant plus len-
tement, laiffe vivre affez long-tems
ceux qui en font infectés. Il faut donc
éviter de multiplier le venin de la petite vérole, & de le rendre hérédi-
taire; fans quoi il n'eft pas douteux,
que fi on le fait paffer dans le fang de
ceux qui n'en feroient jamais attaqués,
il ne manquera pas de s'accroître, pour
ainfi dire, autant que les gouttes d'eau
qui ont fubmergé le monde, & on ne
pourra plus le détruire.

Quant à moi, qui fais mille fois
plus de cas de la fanté publique, que

l'un vil interêt, je n'adopterai jamais un syftême qui empoifonne les gens en fanté. Ami du bien public, je parle pour fon avantage, & j'agis comme tout Médecin de probité, incapable d'infecter par des venins dont il a condamné l'ufage; c'eft au contraire pour les détruire abfolument, que la Médecine a compofé depuis long-tems fes antidotes merveilleux, qui rendent la fanté aux citoyens dans les calamités publiques. On ne fçauroit tomber dans l'erreur en fuivant ces maximes adoptées de toutes les Ecoles.

Un peu d'attention fait appercevoir les fophifmes des Inoculateurs, & fert à les confondre. Pour accréditer leur méthode, on leur fait un trophée de ceux qui ont échappé aux dangers de l'inoculation, par la bonté de leur tempérament; & on ne dit pas un mot de ceux qu'elle a fait périr. Ces petits avantages, qu'on prend foin d'annoncer bien haut, ne feront jamais capables d'en impofer au public éclairé, & encore moins aux maîtres de l'art. Quand par hazard la force du tempérament fait fortir quelqu'un du danger évident de la pefte, ou de celui de la petite vérole, & des autres mala-

dies contagieuses, cela n'empêche pas
qu'il n'en soit péri un très-grand nombre; par conséquent les succès particuliers ne peuvent faire la règle générale.
La petite vérole est une maladie contagieuse, ainsi c'est une maladie dangereuse. Sur ce principe, ses symptômes
les plus heureux ne seront jamais un
motif capable d'inspirer à un Médecin
qui a des lumières, le désir de la procurer à personne. Semblable au pilote
expérimenté, il craint toujours la tempête la plus violente, & même le naufrage le plus prochain, lorsque la mer
paroît vouloir rester dans la plus grande
tranquillité. La prudence ne permet-
tra jamais à personne d'assurer qu'il
n'arrivera aucun danger à celui qu'on
aura infecté d'un venin contagieux.
Ceux qui ont la moindre connoissance
de la nature des venins, dont le moins
à craindre est cependant toujours mortel, n'en croiront rien. La bonne conduite qui sert de bouclier au vrai Médecin, l'empêchera toujours d'adopter
un systême aussi dangereux. Sa vigilan-
ce & son zèle pour le bien public l'en-
gageront à le servir de ses lumières, &
des meilleurs remèdes pour détruire
entièrement le mal contagieux. C'est
ainsi

ainſi qu'on agit dans les tems de peſte.
On prend toutes les précautions néceffaires pour arrêter le progrès du mal
& pour anéantir le venin, afin qu'il ne
ſe communique pas. L'attention des
Médecins eſt même ſi grande dans ces
tems malheureux, qu'ils ne ſe conten-
tent pas de faire allumer du feu & de
faire brûler des parfums dans toutes
les maiſons ; pour plus grande ſûreté,
ils font encore jetter au feu les har-
dés, & tout ce qui a pû ſervir aux
peſtiférés, pour n'avoir rien à craindre
de ce venin, dont les plus grandes précautions ne garantiſſent pas toujours.
Conduite bien différente de celle des
Inoculateurs. Les premiers emploient
toute leur habileté à détruire le venin
juſqu'au moindre atôme, les derniers
ne cherchent qu'à le multiplier pour infecter l'univers, & détruire les nations
les plus nombreuſes. Au-lieu de mettre
toute l'attention à maintenir la ſanté,
les Inoculateurs l'emploient à multiplier les venins & à conſerver la ſource
empoiſonnée des maladies contagieuſes,
& les multiplier par-tout, tandis que les
Médecins font les plus grands efforts
pour préſerver les familles & chaſſer
des Villes, des Villages, & de tous les

Etats un fléau si redoutable ; qui
emporte chaque année un si grand
nombre de citoyens. On doit faire attention que notre corps est un terroir
fertile, où malheureusement pour nous
les plantes venimeuses de toutes les espèces prennent plutôt racine que les
plantes salutaires. On a beau les arra-
cher, il ne reste que trop de ce levain
dangereux qui nous cause la mort. La
terre la mieux labourée & la mieux
préparée n'est jamais éxempte des
herbes inutiles, malgré les soins du cul-
tivateur. La même chose arrive à notre
corps. Quelque attention qu'il soit possible d'avoir pour conserver la santé,
on en vient rarement à bout ; il y a
toujours quelque accident imprévu qui
vient la déranger. Pour peu qu'on soit
versé dans la connoissance des maladies,
on ne sçauroit ignorer combien il est
difficile de chasser absolument tout le
venin du corps du malade. Il en reste
pour l'ordinaire un germe qui fermente
ensuite, & qui les reproduit : c'est pourquoi le Médecin attentif veille sans
cesse sur la convalescence même la plus
parfaite en apparence. Il sçait qu'il n'ap-
partient qu'au tems de faire voir si la
cure est achevée : il survient quelque-

fois de nouveaux accidens qui font la
fuite de cette maladie , quoiqu'ils paroiffent d'un autre caractère; cela arrive
un peu plutôt ou un peu plus tard : &
les Inoculateurs , au-lieu de bannir
entiérement ce venin redoutable , lui
donnent une retraite dans le fang humain.

Je ne veux chercher de fecours contre cette pernicieufe méthode , ni dans
la Théologie , ni dans la Médecine ;
j'en appelle feulement à la raifon. Quel
fpectacle les Inoculateurs veulent-ils
offrir à nos yeux ? Une infection générale ? Si l'on protége l'abus qu'on s'ef-
force d'introduire, tous les Etats à l'a-
venir feront affligés du fléau le plus redoutable, dont le nom feul doit offenfer
l'oreille , caufer des alarmes , & même exciter le zèle des Médecins & des
Magiftrats éclairés , pour faire périr
dans fa naiffance cette méthode into-
lérable dans une fociété policée. On
doit faire fentir la rigueur des Loix
contre de pareilles nouveautés. On n'eft
déja que trop attaqué par une multitude de maladies , fans chercher à en
augmenter le nombre. Un bouton vérolique en produit plufieurs milliets,
& de lui aux autres des millions fuc-

I ij

cessivement ; ce fléau venant à se multiplier , ne manqueroit pas d'enlever
un grand nombre de sujets à tous les
Souverains du monde. Il est inoui , que
non content d'attaquer les hommes par
un venin mortel , on ose en porter les
louanges jusqu'au ciel.

Il est de l'intérêt de tous les peuples
de mettre tout en usage pour chasser au
plutôt cet affreux préjugé. Il semble
qu'on veuille élever des temples à ceux
qui l'introduisent pour la destruction des
humains , puisqu'il renferme le signe
évident d'une mort prochaine. Le venin
de l'Inoculateur peut tuer par sa qualité
de venin , dès le moment qu'on aura eu
l'imprudence de l'introduire dans le
sang : il y établira son funeste empire, il
s'y retranchera si bien , qu'on ne pourra plus l'en déloger. Il n'y a personne
qui dans le cours de sa vie n'ait vû
périr plusieurs personnes de sa connoissance par ce venin mortel. L'exemple
d'autrui doit servir de leçon aux Médecins prudens , & les réunir en faveur de leurs concitoyens , pour les
préserver , avec le zèle dont ils sont capables , de ce venin dangereux : il doit
les déterminer de faire en même tems
tous leurs efforts pour le détruire &
empêcher qu'on ne vienne à le multiplier,

Pour moi, je ne donne mes foins &
mes remèdes qu'à ceux qui font en effet
malades, & je n'emploie pas affez mal le
tems pour rendre malades ceux qui jouiffent d'une bonne fanté. Je paffe ma vie
à guérir les maladies de toutes les efpèces. Je m'applique à foulager promptement ceux qui font dans les fouffrances, & je ne confeillerai jamais de
faire inoculer dans le fang de quelqu'un
le venin de la petite vérole, parce qu'il
ne marche jamais fans danger. Perfonne
ne peut nier que les effets de l'Inoculation
font d'expofer au péril évident de perdre
la vie, les Inoculateurs mêmes en conviennent. On trouble la nature, on l'af-
foiblit fans néceffité, lorfqu'elle achève
heureufement le cours régulier de fes
opérations. On infecte mal-à-propos
toute la maffe du fang avec un pus
d'une mauvaife odeur, qui couvre toutes
les parties du corps d'une multitude infi-
nie de puftules dégoûtantes, qui laiffent
fouvent des cicatrices affreufes, lorfqu'on ne périt pas. On fatigue le malade en le privant du repos néceffaire
à la fanté, & on lui caufe des inquié-
tudes qui le défolent continuellement.
On allume un feu dévorant dans le
fang, qu'il eft très-difficile d'éteindre;

par ce moyen on lui fait fentir l'excès
des plus violentes douleurs, lorfque ce
venin mortel commence à fermenter
dans le fang, pour fe porter enfuite à
la peau ; & fouvent le malade accablé de tant de maux, venant à fe dé-
courager, tombe dans le délire, dans
un fommeil léthargique, ou dans des
convulfions extraordinaires qui ne finif-
fent que par une mort violente. On peut
tranfplanter, avec le venin de la petite
vérole, qui d'elle-même eft une branche
de la pefte, d'autres maladies, & faire entrer dans le fang & dans les humeurs des
mauvais levains capables d'en pervertir
l'œconomie. Il eft donc beaucoup plus
prudent de refter tranquille quand on
fe porte bien. C'eft un acte de piété
chez différentes nations, & particuliérement chez les Perfes, de parcourir
les Villes & les Campagnes pour enter-
rer les cadavres des animaux, afin qu'ils
ne corrompent pas l'air : par ce moyen
ils fe garantiffent de plufieurs maladies.
Cette prudence eft louable ; & le tableau
des viciffitudes humaines qui eft devant
nos yeux, nous apprend, par la mort de
tant de perfonnes qui commettent tous
les jours toutes fortes d'imprudences,
qu'il ne faut pas trop préfumer de foi

quand on jouit d'une bonne fanté, qu'il
ne faut pas trop compter fur fes heureux
talens, & fur les grandes profpérités,
en expofant fa vie à des hazards téméraires. Loin de s'expofer an danger évident d'une maladie qui eft reconnue
mortelle, on doit au contraire apporter tous fes foins pour prévenir & éloigner tous les accidens qui font périr
dans la nuit & au milieu des plus grandes profpérités ceux qui jouiffent d'une
bonne fanté en fe levant.

     Nemo tam habuit Divos faventes,
       Craftinum ut poffit fibi polliceri.

   Rien n'eft plus incertain que la vie;
elle eft plus fragile que le verre, plus
légère qu'une plume très-délicate, plus
vaine que la fumée, & beaucoup moins
ftable que la girouette la mieux expofée à tous vents : par cette raifon il
faut mettre tout en ufage pour la conferver, puifque nous n'avons rien de plus
cher. La fimple nature eft admirable
dans tout ce qu'elle fait, elle nous
montre au doigt que pour conferver
l'éfpèce univerfelle des animaux, elle a
voulu que chacun d'eux fût partagé d'un
odorat qui lui fût propre, par le moyen
duquel il difcernât l'aliment qui lui convient, & qu'il fçût éviter le poifon

qui le feroit mourir. Si les animaux
sçavent se préserver des choses qui peuvent nuire à leur santé, que ne doit
pas faire l'homme à plus forte raison,
puisqu'il est doué d'intelligence? Comme elle le distingue des brutes, il faut
donc qu'il s'en serve pour éviter les
conseils de ceux qui ne se gouvernent
pas dans cette occasion avec autant de
prudence que les brutes, qui sçavent
éviter l'usage des poisons sans demander des conseils. Je condamne les venins à cause de leurs dangers, & par
cette raison je ne m'en servirai jamais.
Avec une telle conduite je pense que
tout le monde doit conclure avec moi
qu'il est prudent de rester tranquile &
de conserver la santé quand on se porte
bien, & qu'on ne doit jamais dépen-
ser son argent pour devenir infirme ou
se faire égorger. Ceux qui suivront mes
conseils, doivent être assurés qu'ils s'en
trouveront bien; parce qu'étant l'ami
sincere du bien public, je plaide en bon
citoyen pour la vie & pour les intérêts
des hommes, auxquels je prononce des
oracles infaillibles.

Credite me vobis folium recitare Sybillæ.

Ces réflexions avoient déja mûri dans
mon esprit, lorsqu'achévant de faire

imprimer cet Ouvrage, il m'est tombé
sous la main un Mémoire imprimé à
Avignon en 1755, chez Mérande : on
l'attribue à un Académicien. Quoique
toutes les sciences soient de son ressort,
& que ses mœurs répondent à son sçavoir, il faut pourtant convenir que la
Médecine, un peu plus concentrée dans
son étude & ses spéculations, ne prend
aucun de ses dégrés dans le genre Aca-
démique. C'est une étude à part, qui
absorbe l'homme tout entier. La lecture
de ce Mémoire, & les éloges donnés à
l'Inoculation, m'ont fait d'abord comprendre qu'on avoit surpris celui auquel
l'Ouvrage est attribué. On y traite de
l'Inoculation de la petite vérole comme
d'un théorême en Mathématique, ou d'un
problême en Géométrie & en Algèbre.
Comme ce n'est point ici une affaire de
calcul, & que d'ailleurs toutes les ma-
jeures des argumens sont contestables,
ma première idée, après avoir lû, fut
de combattre cette Apologie de l'Inoculation, dont tout le mérite vient du
nom de son Auteur, dont la bonne-foi
a été surprise. Mais ayant découvert
presqu'aussi-tôt qu'on n'avoit pas laissé
ce Mémoire sans contradiction, elle
est renfermée en effet dans un Ou-

I v

vrage imprimé en 1756. qui a pour
titre, L'Inoculation de la petite vérole
déférée à l'Eglise & aux Magistrats,
avec cette semence, *Agitur enim de pelle
humanâ*; indication trop foible assurément pour exciter leur zéle; puisqu'il
s'agit non-seulement de la peau qui n'est
pas une chose de la plus grande importance, mais de l'œconomie entiere de
l'homme & de la vie humaine. On y
traite la question au surplus en Théo-
logien & en Jurisconsulte. Satisfait de
cette réponse, & le tems ne me per-
mettant pas de revoir plusieurs fois au
même Ouvrage, j'ai crû qu'il suffisoit
des réfléxions du Médecin, pour le rendre complet; & tout considéré, je n'ai
point crû nécessaire de retoucher à mes
idées que je viens d'exposer comme je
les ai conçues d'abord. Si la réponse de
1756 a suffi pour désabuser l'Académicien surpris, elle produira le même
effet sur les grands & sur les petits,
qu'on n'a séduits en faveur de cette dangereuse pratique; qu'en les intéressant
pour leurs descendans, dans l'idée de
les garantir du fléau de la petite vérole. Ils voient désormais l'abus où ils
ont donné: ceux-mêmes qui enseignent
& qui pratiquent cette dangereuse mé-

thode, s'en repentent, s'ils font de
bonne-foi ; & c'en feroit affez pour
leur faire trouver grace du côté de la
Religion & des Magiftrats, pourvû que
cette méthode cruelle foit déteftée & à
jamais bannie. Peut-être même s'eft-on
trop étendu pour combattre une manie
fi déraifonnable & fi inhumaine, que je
n'adopterai jamais ; parce qu'elle expofe
mal-à-propos la vie des citoyens que
j'aime, à des hazards téméraires, lorfqu'ils jouiffent d'une bonne fanté.

XXIV.

Conclufion de l'Ouvrage.

POUR terminer cet Ouvrage, je dis
que la fanté eft un préfent du Ciel, qui
fait le bonheur de la vie ; & nos deftinées feroient trop heureufes, fi elle
pouvoit toujours durer. Ceux qui fçavent faire cas d'un fi grand bienfait,
doivent mettre tout en ufage pour la
conferver. Elle n'a aucun befoin des
fecours de la Médecine, ni de ceux des
Médecins, tant que l'harmonie de
notre admirable individu ne fouffre aucune altération ; c'eft feulement pour
le rétabliffement des malades, que l'Arbitre de nos jours a établi les Médecins
par tout l'univers pour guérir les mala-

des : mais ceux qui joüissent d'une bonne
santé, peuvent le passer de nos remèdes,
selon le conseil de l'Esprit-Saint qui dit
à toutes les nations : *Non egent qui sani
sunt Medico, sed qui malè habent.* Quant
à moi, je souhaite du profond de mon
cœur la plus parfaite santé à tous les
habitans de la terre. Je donne mes soins
& mes remèdes à ceux qui n'ont point
l'avantage de pouvoir la conserver ;
c'est donc pour eux seuls que je me
réserve, pour les secourir dans leurs
pressans besoins, comme je le fais tous
les jours. Je tâche ici de les instruire
selon leurs désirs, afin de les garantir
de beaucoup d'accidens. Rien ne sera
plus facile, s'ils sont attentifs à se conduire selon mes préceptes & à se servir
à propos de mes remèdes, parce qu'ils
rappellent tous les jours à la vie ceux
qui tombent dans les plus grands dangers.
Après avoir traité des causes de plusieurs maladies dangereuses, ainsi que
des propriétés de cette Liqueur purgative & vulnéraire, je finis en observant
que tout homme, qui parvenu à mon
âge a fait son unique occupation, depuis qu'il se connoît, de l'étude de la
nature par rapport au corps humain,
peut se flatter assurément d'y avoir fait

quelque progrès. Je me suis sur-tout
attaché à des découvertes particulières
pour la cure des différens maux qui nous
affligent, sans vouloir me rendre l'es-
clave de certaines routes, qui ne con-
duisent pas au merveilleux. J'y ai donné une application suivie, que les passions n'ont point interrompue, & qu'une
vie sédentaire & appliquée a favorisée
jusqu'à présent. Ayant donc, par le secours du tems, & l'étude de toute ma
vie, acquis une assez grande expérience
qui a pour caution des succès toujours
heureux, dans le cas de possibilité, je
n'ai pas le cœur assez mauvais pour
refuser aux hommes en général, & sur-
tout à ceux qui sont abandonnés, mes
secours & le fruit de mes découvertes,
en leur conseillant toutefois de ne pas
quitter la méthode ordinaire dans le
traitement, que quand ils auront le
malheur d'être attaqués de maladies
assez rebèles pour résister à cette méthode suivie & pratiquée par des hommes consommés d'un génie profond, que
je revère, & qui méritent le respect de
l'humanité entière.

Il est bon d'avertir que j'embrasse par
ma méthode la cure de toutes les maladies, comme tout Médecin doit faire,

& que j'affigne à chacune des fpécifiques particuliers, fuivant leur genre &
les circonftances des maladies. Je n'entreprends point de les décrire, cela étant
inutile. J'ai parlé avec une forte d'étenduë de celle de la jeune Bavaroife à
caufe de fa fingularité : mais il m'eft
permis de dire avec tous ceux qui en
ont fait l'épreuve, que dans des genres
difficiles j'ai eu des fuccès heureux &
redoublés ; dans les hydropifies fans
ponction, & de quelque caufe qu'elles
procèdent, principalement de la maladie des vifcères qui en eft la véritable
caufe ; dans les apopléxies, foit pour les
prévenir, lorfqu'il y a des diagnoftics
affez frappans, comme les affections fo-
poreufes ; dans les hémorrhoïdes. J'en ai
traités & guéris qui obftruoient en plein
le fphinxter de l'anus, & ne laiffoient
aucune iffuë aux matières. Les défordres
que leur féjour avoit caufés, réduifoient
les fujets dans des fituations déplorables ; & j'ai remarqué que dans cette
maladie trop commune, fa caufe pro-
cédoit prefque toujours des vices des
premières digeftions. Je réduis les grains
de ces grappes glanduleufes, & toujours fans ferremens ; & fans faire fouffrir les douleurs aigues des cauftiques.

Dans le flux menstruel, j'en rétablis
le cours périodique, en désobstruant les
vaisseaux engorgés, en ramollissant leurs
extrémités qui deviennent ordinairement calleuses dans ces cas : souvent
aussi il se fait des dépôts dans la matrice & dans son col, qui deviennent
putrides, & sont le principe des vapeurs,
des coliques ; de la passion iliaque, de
la passion hystérique, de la folie & de plusieurs autres affections de l'utérus. Ces
parties nerveuses & extrêmement sensibles ont un cours de fluides dont la stagnation ou le repos fait des ravages in-
croyables dans toute l'habitude de la
machine, plus délicate & plus humide
dans le sexe que dans l'homme. Plus ces
liqueurs sont spiritueuses, & plus elles
sont sujetes à fermentation, par le moindre repos. Le genre de vie des femmes
au-dessus du commun, jusqu'au premier
état, contribue à ces déréglemens. Presque
toujours le siége des maladies dans le
sexe est dans cette partie, & j'en ai vû
qui étoient attaquées d'épilepsie par cette
unique cause. A l'égard de la paralysie,
j'ai fait une infinité de guérisons dans
l'état le plus désespéré. Un puissant Roi
étant informé des effets merveilleux de
mes remèdes, m'engagea de tenter la

guérison d'un paralytique de naissance;
& dans l'espace d'une année, je l'ai parfaitement guéri. Cette cure étonnante
s'est faite sous les yeux des Ministres
d'Etat, & de plusieurs Ambassadeurs, qui
écrivirent à leurs Maîtres, que les effets
de mes remèdes tenoient du prodige: cela
est vrai, & je dis avec raison qu'il n'y a
point de langue assez éloquente pour
loüer dignement les merveilles du Créateur. Mais les effets miraculeux que les
malades abandonnés à leur sort malheureux en éprouvent tous les jours par
de promptes guérisons, ne sont dûs qu'à
Dieu seul, qui m'a fait la grace de me
les faire connoître pour secourir les malades, particuliérement la veüve & l'or-
phelin, qui ont un droit acquis sur mon
cœur, quand je vois leur misère. La
pauvreté & la maladie sont les plus
grands fléaux de la vie: je peux bien
surmonter l'un, & je le fais avec empressement, autant que ma fortune me
le permet; mais il est bien malheureux
pour ces infortunés, que je ne puisse
pas remédier à l'autre comme je le vou-
drois, parce que le nombre des pauvres
est trop grand. La pauvreté est une hy-
dre effroyable dans une maladie que les
riches ne s'empressent pas de combat-

tre, au grand préjudice de beaucoup de
gens de famille privés des secours de la
fortune. Comme ils me connoissent toujours incliné à les obliger, ils s'adressent
volontiers à moi dans leurs infirmités,
pour obtenir mes remèdes qui ne leur
sont jamais refusés; mais ils se laissent
souvent périr plutôt que de faire connoître leur état misérable à des personnes riches, qui ont le pouvoir, & non
pas la volonté de les secourir dans les
autres besoins.

En un mot, avec le même esprit qui
guide les Médecins dans leurs études
pénibles, & dans les mêmes principes
théoriques, j'ai une autre méthode pour
la cure des maladies & pour l'usage
de mes remèdes. On ne peut trop
donner sa confiance à la méthode ordinaire; cependant si dans plusieurs
sujets ma méthode a des succès que n'a
point l'autre, quoique plus accréditée,
il est juste que les malades soient in-
formés qu'elle existe; qu'après Dieu je
procure la santé à des sujets désespérés
que les maladies les plus rebeles & les
plus opiniâtres affligent, à moins que
le souverain Etre n'ait prescrit le terme
fatal où notre condition doit nous faire
arriver tous, & qu'il n'y ait dans les

viscères des destructions assez considérables , pour que l'individu ne puisse
éxister sans régénération. Ce qu'il y a de
certain , c'est que ce ne sera point par
ma méthode qu'ils courront quelque
danger : les simples dont je fais usage ,
les conserveront au contraire & seront
leurs gardiens, puisque leurs vertus tendent à expulser tout corps hétérogène
qui les désole , sans jamais avoir besoin
du secours effrayant & dangereux du
fer & de l'acier, pour faire amputer les
bras & les jambes , & verser en même
rems le sang humain des vaisseaux où
Dieu l'a renfermé pour l'entretien de
notre vie ; car jusqu'au calcul pris à un
certain dégré , j'expulse en résolvant ,
& je ne fais jamais couper un
homme en deux , parce qu'il n'en reviendroit pas un autre de chaque partie, comme de celle du polype. Dans
les cas désespérés je donne des soulagemens considérables , malgré les aspé-
rités & les kistes. Pour les ulcères &
les fistules, je fais , comme je l'ai dit ,
pousser du fond & des sinus , & je con-
solide sans avoir pour agent le fer ni
le feu qui sont les courriers de la mort.
C'est pour les blessures , les fractures,
les dislocations , & quelques autres ma-

ladies pareilles, que l'homme a besoin du secours du Chirurgien, dont l'art en France, & dans quelque pays, s'est rendu depuis un siècle si merveilleux & si recommandable pour le bien commun de la société.

Comme il y a plusieurs manières de traiter les maladies, il est certain que celle qui a des succès heureux, & qui n'est accompagnée d'aucun accident, doit être estimée la meilleure : c'est aussi celle-là que j'ai adoptée pour ne jamais exposer un malade au moindre danger ; & je puis assurer que dans toutes mes entreprises je tâche d'éclairer l'expérience par mes réflexions, & de gouverner ma raison par l'expérience. Aussi je soutiens à bon droit, que tout Médecin qui se conduit par l'expérience, ira toujours plus loin que celui qui perd en vains discours un tems toujours précieux ; ce qu'il faut absolument éviter, parce qu'un moment négligé, souvent ne se retrouve plus, quand un malade est au bord du précipice, & qu'il est prêt d'être emporté par une crise violente. La promptitude à secourir quelqu'un dont on envisage la perte, n'est pas un des moindres talens d'un habile Médecin ; c'est aussi par ce moyen qu'on

le diftingue d'avec l'ignorant. C'eft de
la connoiffance de la maladie, & de
celle des remèdes, que dépend en premier lieu la guérifon; enfuite l'habileté
du Médecin décide toujours du rétabliffement de la fanté du malade. L'heureux fuccès dans une crife mortelle eft
un effet de la prudence du Médecin,
qui veille à la fanté des malades : il
n'eft heureux dans fes entreprifes que
parce qu'il prévoit tout, & qu'il ne
laiffe rien faire au hazard; par ce moyen,
il évite l'écueil, il empêche le naufrage
par une bonne conduite qu'on ne peut
trop louer. Guidé par la fageffe & par
le zèle empreffé d'un Médecin éclairé
& vigilant, un malade reconnoiffant
doit fentir vivement tout fon avantage,
puifqu'il n'a rien à appréhender de fon
état dangereux, tant qu'il eft fous les
yeux de celui qui n'eft heureux dans
le traitement des maladies, que parce
qu'il veille continuellement à la confervation de la fanté des citoyens con-
fiés à fa garde, dont il eft certainement
le meilleur ami & le plus effentiel de
tous. J'en fais depuis long-tems l'agréable épreuve : auffi je ne vois rien de
plus doux ni de plus fatisfaifant, que
de paffer tous les jours de ma vie à

secourir les malades , & j'ai cette con-
folation inexprimable de n'en terminer
aucun fans avoir fait retrouver la joie
au milieu des larmes & des gémiſſemens
des vrais amis & des familles déſolées
qui alloient perdre des malades qui leur
étoient chers. Eſt-il quelque choſe de
plus doux que de partager avec ſon
malade la joie qu'inſpire le retour de la
ſanté ? C'eſt un vrai triomphe , ſur-tout
dans les cas où il reſtoit peu d'eſpoir
de guériſon ; dans de ſi grandes extrémités où l'on perd tout en perdant la
vie , qui eſt le plus précieux de tous les
biens d'ici-bas , ſur-tout pour les Grands
de la terre ; qui ne doivent déſirer autre
choſe que d'avoir un habile homme pour
les préſerver des infirmités auſquelles
tous les mortels ſont aſſujettis. Cela
fait voir à ceux qui ont le cœur aſſez
bon pour le ſentir , autant qu'ils le doivent , tout le prix de l'attachement d'un
habile Médecin , lorſqu'il peut conſerver la ſanté , ce riche préſent du Ciel ,
& prolonger les jours.

Ayant donc en mon pouvoir les plus
belles connoiſſances de la Nature , ſur-
tout en Médecine , avec les meilleurs
remédes , comme je l'ai prouvé tant de
fois en guériſſant par l'ordre de pluſieurs

Souverains les malades qu'ils ont jugé
à propos de confier à mes soins, & qui
n'ont pû trouver leurs guérisons que
dans l'ufage de mes remèdes. Mes fuccès tant de fois redoublés dans des cas
défefpérés ont engagé ces Auguftes Souverains à m'honorer de leur protection :
& comme c'eft le propre de la magna-
nimité des grands Rois de récompenfer
en Souverains, & d'accorder des marques d'honneur à ceux qui fçavent fe
diftinguer par des talens utiles, j'ai eu
le glorieux avantage de recevoir de leur
part, en différentes occafions, des preuves éclatantes & fingulières de leur
eftime & de leur bonté ; ce qui eft
affurément très-flateur, tout étant précieux venant de la part des Souverains.

Honorez le Médecin , (dit l'Eccléfiaf-
tique ; chap. 38.) *à caufe de la nécef-*
fité ; car c'eft le Très-haut qui l'a créé.
Toute Médecine vient de Dieu , & elle
recevra des préfens du Roi. La fcience
du Médecin l'élevera en honneur , & il
fera loüé devant les Grands. C'eft le
Très-haut qui produit de la terre tout
ce qui guérit.

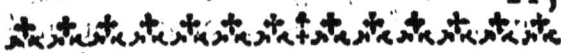

MAISON
DE SANTÉ.

Utinam veris hanc amicis impleam !

Cette Maison est très-ornée, avec un grand & magnifique Jardin, située dans un air pur & en très-belle vuë, dans laquelle il y a toute sorte de commodités pour les malades.

LE même zèle qui m'anime pour conserver la santé des hommes, m'a fait céder à l'empressement de plusieurs personnes, en établissant une Maison de Santé dans laquelle ils puissent se retirer, & vivre de façon à pouvoir être préservés des maladies, ou du moins être rétablis très-promptement lorsqu'ils y arriveront malades.

Celle que j'ai, est très-propre à cet effet : elle est une des plus belles qu'il y ait aux environs de Paris. Située dans un lieu d'une élévation convenable, elle présente de tout côtés le coup d'œil le plus agréable. La constitution

de l'air y eſt douce & tempérée, & l'influence des élémens eſt favorable à la
nature de ceux qui l'habitent : l'endroit
eſt pur & ſain, & tellement propre à
la ſanté, qu'à peine y voit-on des malades, tandis que les endroits voiſins
qui ne ſont pas ſi bien expoſés en ſont
quelquefois remplis par la variation des
ſaiſons, ou par d'autres accidens. Enfin, c'eſt un joli Château où demeuroit
ci-devant un Grand Seigneur, qui n'a
rien épargné pour l'embellir. Ceux qui
tiennent un pareil rang, trouvent dans
ce ſéjour, d'un côté les mêmes commodités qu'ils ont chez eux, & de
l'autre la ſanté qu'ils ne peuvent ſe procurer eux-mêmes lorſqu'ils ſont malades. Ainſi cet aſyle renferme à la fois
tout ce qui peut contribuer au bonheur
de la vie, l'utile & l'agréable.

Il eſt un terme fatal où nous devons
tous arriver, c'eſt un arrêt irrévocable,
& il s'éxécute tous les jours : mais auſſi
tout homme a droit de prolonger la durée de ſa carrière ; & l'Etre ſuprême,
loin d'exclure d'une heureuſe vieilleſſe
ceux qui ſe gouvernent bien, nous pro-
met au contraire cet avantage comme
une faveur particulière. C'eſt dans cette
retraite charmante, qu'on trouve les
　　　　　　　　　moyens

moyens d'éloigner le moment terrible
de sa destruction , soit en rappellant
une santé totalement détruite par les
maladies, soit en conservant long-tems
celle dont on a le bonheur de jouir.

Je me conforme donc aux désirs pref-
sans de plusieurs de mes amis d'entre
mes malades;(je dis de mes amis , &
avec raison: ne le devient on pas aifément de son Médecin , lorfqu'il nous
a rappellés des portes du tombeau , &
que fes foins redoublés nous ont rendu
une vie fur laquelle nous n'avions plus
que les droits les plus équivoques?)
j'ouvre ma maifon à ceux qui fe con-
fient à mes foins , pour qu'ils puiffent
y jouir fans ceffe de mes fecours. Car
outre qu'elle eft propre à contenir ceux
qui par leur état & leur opulence
veulent fe procurer toutes les décences
& toutes les commodités de la vie ,
ils font toujours affurés de la préfence
& des attentions continuelles de celui
qu'ils regardent comme le miniftre de
ce Palais de Santé.

Cette maifon eft auffi vafte qu'elle
eft riante, elle contient tous ceux qui
font affligés d'infirmités , dont ils
viennent chercher la cure plus ou moins
longue, felon la nature de la maladie,

*K

mais dont le terme eſt toujours la guériſon, à moins qu'il n'y ait une ſi grande deſtruction dans la machine humaine, qu'elle ne rende leur maladie abſolument inguériſſable, comme on en
voit des éxemples ; mais dans cet état
de déſeſpoir, ces infortunées victimes
de leurs maux peuvent toujours compter ſur de très-grands ſoulagemens, je
ſçais les leur procurer, & du moins
j'adoucirai la rigueur de leur ſort. Il eſt
de l'humanité de ne pas refuſer ſes ſecours à ceux qui ſont dans les tourmens, & qui n'ont aucune eſpérance
de guériſon.

Les affligés de cette claſſe, qui n'ont
que des maladies qu'ils nomment eux-
mêmes maladies de fréquentation, afin
de les diſtinguer de celles qui, ſans être
contagieuſes, ont l'inconvénient de
bleſſer la vuë ou l'odorat, ainſi que
ceux dont l'état ſi digne de pitié choque
le commerce de la ſociété, comme
l'aliénation de l'eſprit &c. ſont logés
dans des maiſons particuliéres convenables à leur triſte ſituation, & ne com-
muniquent avec perſonne.

La confiance dont m'ont honoré
pluſieurs Grands de la terre, & les
ſoulagemens prompts & inattendus

qu'ont procurés mes principes, ma méthode & mes remèdes, m'ont attiré
celle de plusieurs personnes de leurs
Cours , ainsi que d'un grand nombre
d'autres malades de considération, tant
de nos Provinces que du dehors. Je
n'épargnerai jamais rien pour donner
aux uns & aux autres des preuves de mon
zèle. Mais l'inconvénient est toujours
considérable, quand les malades viennent
de loin & qu'ils se fixent dans Paris : le
nombre des autres malades & des cures
qu'on entreprend à la fois , la différence
des quartiers, leur éloignement ne permettent pas au Médecin d'être aussi
souvent auprès de chacun, qu'il seroit
à désirer pour leur soulagement , &
leur guérison , sur-tout dans ces crises
violentes qui surviennent quelquefois,
& où le malade périt lorsqu'il n'est pas
secouru promptement.

L'air épais qu'on respire à Paris , ainsi
que dans toutes les grandes villes , est
contraire à la guérison de plusieurs maladies , comme dans le genre scrophu-
leux, dans les affections soporeuses de
l'utérus ou de la matrice , dans les passions iliaques & hystériques, dans l'é-
pilepsie , dans le genre scorbutique ou

K ij

dans le cancer , dans les maladies de langueur & de poitrine, dans la gout-te &c. tout autant de maladies où la pureté de l'air est un des plus puissans véhicules que le Médecin puisse donner à ses remèdes, qui veulent aussi de l'exercice , & par conséquent des promenades faciles & agréables.

Dans le séjour que j'ai choisi , ces avantages se trouvent réunis , on y respire l'air le plus sain , on y est assuré de la présence & des soins continuels du Médecin , & on y trouve la guérison : dès-là on sent qu'il est aussi avantageux pour les personnes qui jouissent d'une bonne santé , que pour les malades.

Parmi les gens qui se portent bien , tous n'ont pas la même façon de penser. Les uns comptant trop sur un tempérament fort & robuste, dont la nature les a favorisés , ne daignent en aucune façon se mettre en garde contre les surprises de la mort qui leur tend sans cesse des piéges. A les voir agir , on les croiroit inaccessibles aux traits de la maladie. Aveugle confiance , erreur dangereuse : le moment de la meilleure santé nous trompe , & l'expérience ne nous apprend que trop qu'il eſt ſouvent l'indice d'un accident mortel. Ces enfans de la folie ignorent-ils qu'ils portent dans leur frêle individu les ſemences de pluſieurs maladies qu'ils ne ſoupçonnent pas ? Ne voient-ils pas tous les jours le chêne qui porte ſa tête altière dans les nuës, renverſé par l'orage , tandis que le foible roſeau, après s'être plié ſous la violence de la tempête, ſe redreſſe auſſi-tôt ? Ne ſçavent-ils donc pas qu'il ne faut qu'un changement ſubit de ſaiſon , un paſſage imprévu d'un froid rigoureux à de grandes chaleurs , pour déranger l'œconomie du ꞏtempérament le plus fort ? Sont-ils à l'épreuve d'un air contagieux qu'ils reſpirent ſans le ſçavoir ? Sont-ils toujours ſûrs de la bonne qualité des alimens & des boiſſons qu'ils prennent ? Que ſçais-je ? ne ſont-ils pas environnés de dangers de tous côtés ? Mais ils n'y font aucune attention ; auſſi je leur dis : Buvez, mangez , jouiſſez de vos biens & des plaiſirs de la vie ; mais prenez garde qu'on ne vous demande votre ame cette nuit. *Stulte , hâc noëte animam tuam repetent à ꞇc.* Luc. XII. 20.

Les autres au contraire connoiſſent tout le prix de la bonne ſanté , & pra-

tiquent la maxime , que , comme elle
eſt le premier bien , le ſage n'épargne
rien pour la rappeller quand elle s'éloi-
gne , & pour la conſerver quand elle
eſt revenue. C'eſt à ceux-ci que je donne
mes ſoins les plus aſſidus , pour les
entretenir dans un état de ſanté , qui
fait ſeul le vrai bonheur & la tranquillité de nos jours. Les ſecours que je
ſuis à portée de leur procurer à chaque
inſtant , lorſqu'ils ſont réunis dans ma
Maiſon , les garantiſſent de ces aſſauts
imprévus , ſi funeſtes à l'humanité. Qui
ne ſçait qu'une ſimple indigeſtion mal
traitée & qu'on ne prévoit pas , met
le ſoir au tombeau celui qui ſe portoit
bien avant le diner ? Rien de ſembla-
ble à craindre dans la Maiſon de Santé.
Elle eſt un lieu de refuge inacceſſible
aux maladies cauſées ſeulement par
l'imprudence, les excès ou le mauvais
régime. On y eſt gouverné ſelon ſon
tempérament , ſelon la variation des
ſaiſons, & ſelon les accidens auxquels
on peut être ſujet , & quand on eſt
attentif à me conſulter à la première
apparence de dérangement dans la machine humaine. Alors il eſt certain qu'a-
vec une telle précaution, j'arrête bien-
tôt les progrès d'une maladie qui de-

viendroit mortelle , fi elle étoit négli-
gée dans fon principe.

A l'égard des maladies, il en eft peu, de
quelque nature qu'elles foient , dont je
ne puiffe procurer la guérifon. J'ai étu-
dié jufqu'ici , & j'étudie tous les jours
la Médecine générale comme les autres ; mais j'avoue que je préfere de
donner mes foins & mon application
à des maladies peu connues & bifarres, & qu'on a regardées jufqu'à préfent
comme incurables. C'eft de celles-là que
je fais ma première occupation , & dont
j'ai tiré l'expérience & la réputation que
je peux avoir.

Les Dames qui font dans le cas d'appréhender les incommodités qui les affligent dans les différentes époques de
leur vie, peuvent venir dans le Palais
de la Santé. Sujetes à mille accidens depuis leur naiffance , foit par leur grof-
feffe ou leur accouchement , foit par
leurs incommodités naturelles & les accidens funeftes qui en font la fuite ,
elles trouveront chez moi tous les fecours néceffaires à leur état. Si elles font
arrivées à un certain terme , elles auront l'avantage de fe maintenir dans
la meilleure fanté. Loin de les laiffer
dans les douleurs d'un accouchement

pénible, je ſçaurai les délivrer du péril,
s'il y en a, à la première criſe véritable, par la vertu des ſpécifiques qui me
ſont connus. Je ne dis rien de leurs
effets, je laiſſe à pluſieurs Dames reſ-
pectables qui en ont éprouvé le ſuccès,
à rendre témoignage d'une vérité ſi
reconnue, dans un grand nombre d'accidens les plus dangereux, dont je les
ai promptement délivrées.

Les vieillards rebutés du fracas & du
tumulte du monde, peuvent ſe retirer
dans cette Maiſon, ſoit pour leur vie,
ſoit pour le temps qu'ils jugeront à
propos. C'eſt là que tranquiles ſur leur
état, & ſous les yeux d'un Médecin
dont la principale occupation eſt de
ſoulager les malades, de réparer & d'entretenir l'humide radical à meſure qu'il
ſe diſſipe, d'expulſer les impuretés du
corps, en un mot de repouſſer vigou-
reuſement les différens aſſauts que livre la nature défaillante aux gens ſur
le déclin de l'âge; c'eſt là, dis-je, qu'ils
finiſſent en paix, & dans les douceurs
d'une vie privée, les jours les plus pleins
& les moins expoſés aux infirmités de
la vieilleſſe.

Les malades & les gens en bonne
ſanté trouvent donc également chez

moi les reſſources les plus aſſurées. Cette
Maiſon eſt pour les uns un rempart
contre les infirmités , & pour les autres
une piſcine ſalutaire , où ſe guériſſent
les maladies les plus rebèlés. Ceux-là
parviennent ſans diſgrace juſqu'au dernier période de la vie la plus longue ,
ceux-ci y recouvrent une ſanté qui eſt
le plus précieux de tous les biens. Eſt-
il rien de plus utile pour ceux qui ſont
accablés ſous le poids de leurs maladies ?
Eſt-il rien de plus flateur pour ceux qui
chériſſent la vie ?

In hanc , ſi ſanos eſſe velis , tibi intrandum;
& in eâ uſque ad vitæ finem perſeverandum.

F I N.

Ma Maiſon de Santé eſt à une lieue
& demie de Paris. Les perſonnes qui
voudront s'y retirer , s'adreſſeront chez
moi , rue de Bourbon Ville-Neuve , à
Paris.

PRIVILEGE DU ROI.

LOUIS, par la grace de Dieu, Roi de France & de Navarre, à nos amés & féaux Conseillers, les Gens tenant nos Cours de Parlement, Maîtres des Requêtes ordinaires de notre Hôtel, Grand-Conseil, Prévôt de Paris, Baillifs, Sénéchaux, leurs Lieutenans Civils, & autres nos Justiciers qu'il appartiendra ; SALUT. Notre amé CLAUDE-JEAN-BAPTISTE HERISSANT Fils, Libraire à Paris, Nous a fait exposer qu'il désireroit faire imprimer & donner au Public un Ouvrage qui a pour titre, *Dissertation Physico-médicale sur les causes de plusieurs maladies dangereuses, & sur les propriétés d'une Liqueur purgative & vulnéraire*, s'il Nous plaisoit lui accorder nos Lettres de permission pour ce nécessaires. A ces causes, voulant favorablement traiter l'Exposant, Nous lui avons permis & permettons par ces Présentes de faire imprimer ledit Ouvrage autant de fois que bon lui semblera, & de le vendre, faire vendre, & débiter par tout notre Royaume pendant le temps de *trois années* consécutives, à compter du jour de la date des Présentes. Faisons défenses à tous Imprimeurs, Libraires, & autres personnes, de quelque qualité & condition qu'elles soient, d'en introduire d'impression étrangère dans aucun lieu de notre obéissance ; à la charge que ces Présentes seront enregistrées tout-au-long sur le Registre de la Communauté des Imprimeurs & Libraires de Paris dans trois mois de la date d'icelles ; que l'impression dudit Ouvrage sera faite dans notre Royaume, & non ailleurs, en bon papier & beaux caracteres, conformément à la feuille imprimée attachée pour modèle sous le contre-scel des Présentes ;

que l'Impétrant se conformera en tout aux Réglemens de la Librairie, & notamment à celui du 10. Avril 1725. qu'avant de l'exposer en vente, le Manuscrit qui aura servi de copie à l'impression dudit Ouvrage, sera remis dans le même état où l'Approbation y aura été donnée, ès mains de notre très-cher & féal Chevalier, Chancelier de France, le Sieur DE LAMOIGNON; & qu'il en sera ensuite remis deux Exemplaires dans notre Bibliothéque publique, un dans celle de notre Château du Louvre, & un dans celle de notre très-cher & féal Chevalier, Chancelier de France, le Sieur DE LAMOIGNON; le tout à peine de nullité des Présentes. Du contenu desquelles vous mandons & enjoignons de faire jouir ledit Exposant & ses ayant causes pleinement & paisiblement, sans souffrir qu'il leur soit fait aucun trouble ou empêchement. Voulons que la copie des Présentes, qui sera imprimée tout-au-long au commencement ou à la fin dudit Ouvrage, foi soit ajoûtée comme à l'Original. Commandons au premier notre Huissier ou Sergent sur ce requis, de faire pour l'exécution d'icelles tous actes requis & nécessaires, sans demander autre permission, & nonobstant clameur de Haro, Charte Normande & Lettres à ce contraires. Car tel est notre plaisir. Donné à Versailles le vingt-huitiéme jour du mois de Décembre l'an de grace mil sept cent cinquante-sept, & de notre régne le quarante-troisième.

Par le Roi en son Conseil, LE BEGUE.

Regiftré fur le Regiftre XIV. de la Chambre Royale des Libraires & Imprimeurs de Paris, N.º 284. fol. 259. conformément aux anciens Réglemens confirmés par celui du 28. Février 1723. A Paris le 2. Janvier 1758.
SAVOYE, Adjoint.

DISSERTATION

PHYSICO-MÉDICALE

Sur les caufes de plufieurs Maladies dangereu-
fes, & fur les propriétés d'une Liqueur
purgative & vulnéraire , qui eft une
Pharmacopée prefqu'univerfelle.

DEDIÉE

A S. Alteffe Electorale & Royale
MADAME L'ELECTRICE DE BAVIERE.

Par CLAUDE CHEVALIER, Confeiller-Médecin
ordinaire du Roi , & des Cent Suiffes de la
Garde ordinaire du Corps de SA MAJESTE'.

Premier Médecin du Corps de S. A. E. & R.
MADAME L'ELECTRICE DE BAVIERE.

Vingt-quatre fols broché.

C'''n°. 938 ter

A PARIS

Chez CLAUDE HERISSANT Fils, Libraire
Imprimeur , rue Notre-Dame , à la
Croix d'or & aux trois Vertus.

M. DCC. LVIII.
AVEC PRIVILEGE DU ROI.

AVERTISSEMENT.

MEs amis me sollicitent depuis très-long-tems de faire imprimer les propriétés de mes remèdes, particuliérement celles de ma Liqueur purgative & vulnéraire qui est un remède d'état qu'on ne peut trop priser pour tous les biens qu'il procure à l'humanité : je leur ai toujours résisté. Plus ils étoient à portée de connoître les cures désespérées que j'ai tant de fois entreprises & que j'entreprends tous les jours avec succès, plus ils redoubloient leurs instances ; mais toujours inutilement. Ce n'est pas que je ne souhaitasse ardemment de procurer au Genre humain les secours qu'il peut attendre de mon application, de mes découvertes & de mon expérience. Non, personne n'est plus sincèrement ami des hommes que je le suis ; je n'ai d'autre dessein que de leur être utile. Mais sans cesse occupé à soulager la multitude de ceux qui ont recours à moi, j'ai cru ne devoir pas étendre mes vuës au delà de cette sphère. Cette Capitale me paroissoit une carrière suffisante à fournir, & assurément je m'y serois borné ; mais les guérisons que j'ai tant de fois opérées sur ceux qu'on avoit abandonnés, ont porté au loin mon nom & la réputation de mes remèdes.

Ce ne sont plus seulement mes conci-toyens qui reclament mon assistance : grand nombre de ceux qui avoient épuisé en vain toutes les ressources de la Médecine, soit dans les différentes Provinces de ce Royaume, soit dans les pays étrangers, se sont adres-sés à moi pour chercher du soulagement ; & ils l'ont heureusement trouvé dans l'effi-

cacité de mes remèdes. A cet effet plufieurs
ont entrepris, des voyages de long cours:
Que ne fait-on pas pour fe procurer la fanté;
même ceux qui la ménagent fi peu quand
ils en jouiffent? On a fait paffer de mes
remèdes dans les contrées les plus éloignées :
toutes les quatre Parties du Monde en ont
reffenti les merveilleux effets dans les fituations les plus déplorables.

Des voyageurs, avant de partir pour les
grandes Indes & pour d'autres régions , ne
manquent pas de s'en munir d'une bonne
provifion , foit pour eux-mêmes en cas d'accident , foit pour ceux qui en pourroient avoir
befoin. L'homme prudent ne doit jamais
s'expofer au plus petit voyage , fans avoir
des préfervatifs pour maintenir fa fanté. Ceux
qui fçavent que ma Liqueur purgative &
vulnéraire eft propre à produire beaucoup
d'autres fortes de guérifons que celles qu'ils
ont expérimentées ou dont ils ont été té-
moins, m'ont prié de leur en faire un petit
détail , & de leur apprendre en même tems
la manière de s'en fervir dans les différentes
occafions; parce que la diftance des lieux &
l'urgence des cas les mettent hors d'état de
me confulter chaque fois. Ils n'ont d'autre
but que d'éviter les maladies , & de faire
du bien dans tous les endroits où ils réfident.
Ce deffein charitable & bienfaifant eft trop
analogue à ma façon de penfer, pour que
je puiffe me refufer davantage à leurs de-
mandes : mais au-lieu de leur donner en particulier les confeils qui leur font néceffaires,
& pour ne point perdre le tems à répéter
continuellement la même chofe, je me fuis
enfin décidé à les rendre publics à caufe de
leur preffante follicitation , & parce que je
fuis certain de leur fuffrage.

Ces personnes respectables (Médecins , Chirurgiens , & autres , zélés pour le bien public) par le moyen desquels je peux opérer , comme j'ai déja fait , tant de guérisons dans les pays les plus reculés, aussi-bien que dans celui-ci ; m'ont fait naître l'idée que je pourrois être reproduit , pour ainsi dire , dans tous les coins du monde , & y répandre la fécondité & l'abondance en même tems que la santé. Je dis la fécondité & l'abondance ; car il est certain que les Monarques ne sont puissans & redoutables que par la multitude des peuples qui défendent courageusement en tems de guerre le terrein qu'ils font valoir en tems de paix. Or combien les différentes maladies ausquelles les hommes sont sujets, n'en font pas périr dans un âge peu avancé ! Combien de laboureurs & pauvres ouvriers ne rendent-elles pas à charge à eux-mêmes & à leur patrie ! De-là , la stérilité & l'affoiblissement d'un Etat. Ce seroit donc mettre de grandes richesses dans en pays , que de procurer la santé des citoyens. Voilà ce qui arrivera infailliblement , à proportion que les personnes qui m'ont engagé à écrire, auront des imitateurs. Les Colonies pourront se garantir des fâcheux accidens qui enlèvent en peu de tems une si grande quantité de Négres , & qui ruinent les plus belles plantations : le scorbut ne fera plus périr tant de marins dans le trajet : les fièvres , les dissenteries & les autres maladies ne détruiront plus les plus belles Armées. Par le moyen de mes remèdes on pourra se soustraire facilement aux ravages épouvantables de la peste, de la petite vérole, ou de quelqu'autre maladie contagieuse & épidémique dont on puisse être attaqué : en un mot, tout malade qui n'est pas absolument sans ressource , en recevra

tout de fuite de grands foulagemens & prefque toujours la fanté , s'il en continue
l'ufage.

C'eft là le point de vuë agréable que j'ai
envifagé, lorfque dans les différens momens
que j'ai pû prendre fur mes occupations continuelles, j'ai compofé le petit Ouvrage que
je préfente aux amateurs de la fanté qui me
le demandent depuis long-tems.

Il n'eft guères poffible que dans un Ouvrage fi fouvent interrompu il ne fe ren-
contre des redites & une grande négligence
dans le ftyle que j'aurois pû corriger avec un
peu plus de loifir : mais j'efpere que mes
Lecteurs & fur-tout mes malades aufquels je
donne non-feulement le jour , mais fouvent
encore une partie de la nuit pour les foulager dans leurs maux, voudront bien ufer
d'indulgence à cet égard. On voudra bien
faire grace à la forme en confidération du
fonds. On eftime l'arbre par les fruits, & non
par les feuilles. *Fructu, non foliis, arborem
æftima.*

Je commence par les prémunir contre
l'oppofition que l'on a communément pour
les remèdes univerfels. Je dis qu'il y a autant d'ignorance à les rejetter tous , que de
danger à fe fier à tous. J'ofe affurer qu'il
eft très-peu de maladies qui ne foient occafionnées par les obftructions. Ces engorge-
mens funeftes interrompent l'harmonie parfaite qui doit régner dans un tempérament
fain , & ce défaut d'union des parties produit
de proche en proche la défunion du tout. C'eft
ce dont il fera aifé de fe convaincre par
l'idée anatomique des fluides & des contenans, de la circulation & des fécrétions, que
j'ai tracée. Si donc il eft poffible de trouver
un fpécifique qui dégorge les conduits &

les déterge, qui divise les matières glaireuses, recuites & torifiées, qui les expulse prompte-ment & sans irritation ; dès-lors on pourra remédier à la plûpart des accidens qui sont l'objet de la Médecine. L'application sérieuse que j'ai donnée, soit à l'Anatomie pour dé-couvrir la source fatale des maux qui affligent l'humanité, soit à la Chymie pour décom-poser les végétaux & les minéraux, & en tirer les sels précieux, soit à la Botanique à laquelle je me suis particulièrement atta-ché pour connoître les propriétés des simples ; cette application, dis-je, jointe à mon expé-rience & à mes réfléxions, m'a fait parve-nir à cette heureuse découverte. Ma Liqueur purgative & vulnéraire, remède doux, simple & savonneux de sa nature, soit qu'elle soit prise en lavement, soit qu'elle le soit en vomitif, s'insinue avec les sérosités du sang dans tous les vaisseaux du moindre diamètre, j'en donne la preuve anatomique, & en s'in-sinuant elle dégorge les embarras des glandes en brisant les coagulations & les épaississemens qui s'y sont formés, elle débouche les vais-seaux sécrétoires obstrués ; en un mot elle rétablit le merveilleux accord qui doit regner dans le corps humain pour qu'il en résulte la santé. Telle est la manière dont se sont opérées tant de guérisons surprenantes.

J'entre ensuite en détail, & je discute suc-cintement les différens maux, soit intérieurs, soit extérieurs, dont j'ai délivré ceux qui se sont adressés à moi. La première propriété de ma Liqueur est de faciliter une douce & prompte évacuation des humeurs morbifiques, des glaires recuites, du sable & du gravier des reins, des vuidanges supprimées, du lait répandu.... Rien n'est plus admirable que ses prompts effets dans une constipation

opiniâtre, dans une inflammation du bas ventre, dans une indigeſtion, & particulièrement
pour chaſſer les vers du corps. Ce dernier article eſt traité d'une manière intéreſſante. Mais
ce qui rend cette Liqueur purgative & vulnéraire plus eſtimable & infiniment plus précieuſe
que l'or & les diamans, c'eſt qu'elle eſt ſouve-
raine dans les attaques d'apopléxie où on ne
peut prolonger les jours du malade qu'en lui
procurant tout de ſuite de copieuſes évacuations du haut & du bas. Perſonne n'ignore
que c'eſt là un accident très-ordinaire &
encore plus funeſte. De quel prix n'eſt donc
pas un remède que l'on peut toujours porter
avec ſoi pour prévenir l'attaque au moindre
indice, & pour ſe tirer d'un pas ſi effrayant,
& échapper à une mort ſi ſubite qui fait périr
un ſi grand nombre de perſonnes ?

J'ai ſçu donner encore à cette Liqueur
merveilleuſe la vertu des plus puiſſans antidotes & des meilleurs vulnéraires : il n'eſt
point de poiſon qui puiſſe lui réſiſter, ſi on
en fait uſage à tems. Combien de perſonnes
& même de familles entières ne ſeroient
pas péries miſérablement par le verd-de-
gris de leur batterie de cuiſine & de leur
fontaine de cuivre, s'ils avoient pû prendre
à tems un contrepoiſon ſi efficace ? Elle eſt
d'une très-grande utilité à tous les ouvriers
qui ſont ſujets à la colique de plomb, à
ceux qui travaillans dans certaines mines
reſpirent des vapeurs arſénicales &c.... Je
donne les moyens de s'en ſervir pour ſe défendre de la contagion dans un lieu qui en
eſt infecté, & pour guérir ceux qui en ſont
attaqués. Je m'étends un peu plus ſur ce qui
regarde la petite vérole. Il ſera aiſé de
juger par ce que j'en dis, quels ſont les avantages qu'a ſur toutes les autres ma méthode

de traiter cette maladie , & quels font les
dangers de l'Inoculation. Je ne laiſſe rien
à defirer à ceux qui ont le malheur d'être
attaqués de la goutte , & qui cherchent un
prompt foulagement. J'ai donné une application toute particulière à ce genre de maladie fi cruel. Je délivrerai tout de fuite ceux
qui fouffrent les plus violentes dobleurs ; &
en diminuant chaque jour la caufe de cette
affreufe maladie, je guérirai certainement ceux
qui s'adreſſeront à moi. C'eſt combler tous
leurs vœux en leur rendant un fi grand
fervice.

Enfin ma Liqueur par fa vertu balfamique
& vulnéraire a guéri toutes fortes de bleſ-
fures, les coups de feu , les coupures, les
meurtriſſures , & généralement toutes fortes
de maux extérieurs des hommes & des animaux ; ce qui eſt d'une grande utilité pour
les gens de guerre. Le cavalier bleſſé & le
cheval font guéris par le même rémède.
Eſt-il rien de plus avantageux dans une armée
toujours expofée à de pareils accidens ? J'ai
travaillé en bon Citoyen pour le bien public:
ceux qui le chériront autant que moi, doivent
faire une férieufe attention à ce que j'écris.

Quoique mes remèdes foient parfaitement
bons , je ne prétends pas néanmoins garantir
que tous ceux qui s'en ferviront fe trouveront délivrés de leurs maladies : car fi les
liumeurs par un trop long féjour font devenues tellement acres & corrofives, qu'elles
aient entièrement infecté quelque partie
noble , fi elles l'ont pourrie & détruite
jufqu'au centre, alors il eſt certain qu'il n'y
a que l'Auteur fuprême de la nature qui
puiſſe en créer une nouvelle , & rendre la
fanté. Mais après des expériences conti-
nuélles de toute efpèce, réitérées depuis fi

long-tems, j'affure avec raifon que cette Liqueur précieufe qui eft un des meilleurs remèdes qu'il foit peffible d'avoir, apporte un prompt foulagement aux malades, & les guérit de même lorfqu'il y a encore quelque reffource.

Il ne faut pas s'étonner que dans plufieurs maladies invéterées où il y a des obftacles difficiles à furmonter, on foit forcé de faire un long ufage de ce remède. Perfonne n'ignore qu'il y a des cas particuliers où les premières prifes du meilleur remède trouvent de fi grandes difficultés, qu'elles ne peuvent pas percer des amas énormes d'humeurs pétrifiées, ni déraciner auffitôt les caufes des maladies qui ont jetté de profondes racines. Dans un pareil cas il faut de néceffité continuer l'ufage du remède, jufqu'à ce qu'on foit parfaitement rétabli. Et pour affurer de plus en plus fa guérifon, il en faut faire ufage de tems en tems, même après fon parfait rétabliffement.

Je penfe avoir donné autant d'éclairciffement qu'il en faut fur l'ufage & l'application de ce remède tant en topique qu'en lavement & en vomitif. Avec les inftructions que mon Livre contient, il n'eft perfonne qui ne puiffe rendre la fanté à toutes fortes de malades, & guérir toutes fortes de bleffures, pourvû que le fujet foit encore fufceptible de guérifon.

Le Ciel m'a fait naître avec un cœur compatiffant, facile à s'émouvoir fur l'état des miférables. Que ne puis-je foulager tous ceux qui fouffrent fur la terre ! Pour y concourir autant qu'il eft en moi, je ne refufe pas de donner mes remèdes à un prix fort modique, non feulement aux malades d'une fortune médiocre, mais encore aux ames charitables qui voudront fecourir les pauvres dans les campagnes, dans les colonies & ailleurs. Tous les hommes qui font répandus par tout l'univers, ne font qu'une même famille ; & comme ils font tous freres étant fortis du même pere, au-lieu de fe nuire, ils devroient au contraire s'aimer & fe fecourir les uns & les autres dans leurs befoins. En agiffant ainfi ils feroient tous heureux.

On peut transporter mes remèdes par-tout : plus ils font vieux, meilleurs ils font, il faut feulement avoir foin de les garantir de la gelée.

J'avertis que j'éxigerai des riches à proportion de leurs facultés. Il eft bien naturel qu'ils payent pour les pauvres, en faveur defquels je prie inftamment les perfonnes aifées de ne plus abufer de ma confiance en fe mettant au nombre des néceffiteux, comme cela arrive fouvent, afin d'éviter le payement de leur guérifon. C'eft fruftrer les vrais pauvres de ce qui leur eft deftiné ; c'eft m'ôter les moyens d'en foulager un plus grand nombre.

Si parmi toutes les cures fingulières qui m'ont attiré la confiance des plus grands Princes de l'Europe parmi lefquels il y en a plufieurs qui m'ont invité de me tranfporter à leur Cour, j'en rapporte une tour-à-fait extraordinaire que j'ai heureufement terminée par les ordres de SON ALTESSE ELECTORALE ET ROYALE MADAME L'ELECTRICE DE BAVIERE, & fous les yeux de MADAME NOTRE AUGUSTE DAUPHINE, ce n'eft que pour faire honneur à la Religion de ces AUGUSTES PRINCESSES, pour rendre le témoignage que je dois à leur charité, & à leur commifération pour les malheureux. D'ailleurs je penfe que le détail que j'en fais, fera plaifir aux curieux.

Quoique les inftructions que mon Livre renferme, fuffifent pour diriger dans l'application de mes remèdes selon les circonstances; cependant il n'est rien tel que l'œil du Médecin, autant que cela est possible. Aussi plusieurs personnes distinguées voudroient-elles toujours m'avoir auprès d'elles. Il n'est pas possible de me partager en tant d'endroits, ni même d'abandonner ma Maison. Tout ce que je puis faire pour les amis de la santé, c'est de leur donner un asyle chez moi dans une Maison située aux environs de Paris, où ils trouveront toutes les commodités de la vie, en même tems que tous les secours pour leur rétablissement. C'est par-là que se termine le Volume que je consacre au bien être du public, avec d'autant plus de confiance, qu'il a mérité le suffrage des Souverains ausquels j'ai l'honneur d'appartenir. Les eaux sont d'autant plus pures, qu'on les puise plus près de la source. *Puriùs ex ipso fonte bibuntur aquæ.* Ceux qui viendront boire ces eaux vivifiantes dans ma Maison de Santé qui est à une lieuë & demie de Paris, environnée de plusieurs Maisons Royales, en éprouveront bien-tôt les effets salutaires qu'ils en attendent pour soulager leurs maux & détruire leurs infirmités. Par ce moyen il ne peut pas arriver de plus grand avantage aux amis de la santé, puisqu'ils sçavent où trouver des remèdes pour se guérir.

Ceux ausquels j'ai rendu la santé, ainsi que les voyageurs qui sont pour l'ordinaire exposés à mille dangers, ayant éprouvé les effets merveilleux d'un remède qui est doué des plus grandes vertus, peuvent aujourd'hui qu'ils sont instruits selon leurs désirs, prévenir beaucoup de maladies qui deviennent mortelles quand elles sont négligées. Ils guériront, pour ainsi dire, au moment toutes celles qui pourront leur arriver dans les voyages de long cours sur terre & sur mer.

Comparable à la rosée qui nous est envoyée du ciel, & aux eaux qui fertilisent les charmantes prairies qu'elles arrosent, cette Liqueur précieuse procure sans cesse la santé par-tout où on en fait usage. C'est pourquoi on m'a tant sollicité afin que j'en fasse connoître toutes les propriétés, au moyen de quoi on pourra avec le secours du remède qui est le plus grand trésor qu'on puisse avoir, quand il détourne une maladie mortelle, se garantir des accidens qui font périr tant de personnes.

Ayant donc maintenant satisfait au désir le plus pressant de mes amis & à celui de mes anciens malades qui sont disperfés dans différens Pays & dans plusieurs Cours, je souhaite de tout mon cœur que mes remèdes puissent les faire jouir de la plus parfaite santé, jusqu'au terme le plus reculé de la vie la plus longue.

Mon adresse est : A M. CHEVALIER, Conseiller-Médecin ordinaire du Roi, & des Cent Suisses de la Garde ordinaire du Corps de SA MAJESTÉ.

Premier Médecin du Corps de S. A. E. & R. MADAME L'ELECTRICE DE BAVIERE.

Rue de Bourbon Ville-Neuve, à Paris.

On aura soin d'affranchir les Lettres.

Les 12 phioles de la Liqueur purgative & vulnéraire valent 14 liv. 8 sols.

Avec une seule phiole ou avec la moitié on termine dans beaucoup d'occasions certaines maladies, comme on peut le voir à l'Article des vers, de l'indigestion, de l'apoplexie &c.

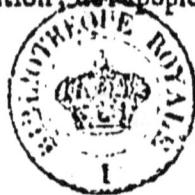

www.ingramcontent.com/pod-product-compliance
Lightning Source LLC
Chambersburg PA
CBHW060345200326
41519CB00011BA/2043